ஜிம்முக்குப் போலாமா?

லதானந்த்

சத்யா

Title
Gymmuku polama
Lathananth

ISBN : 978-93-6666-779-9
Title Code : Sathyaa - 146

நூல் தலைப்பு
ஜிம்முக்குப் போலாமா?

நூல் ஆசிரியர்
லதானந்த்

முதற்பதிப்பு
மார்ச் 2025

விலை : ₹ 140

பக்கம் : 102

Printed in India

Published by

Sathyaa Enterprises
No.134, First Floor,
Choolaimedu High road,
Choolaimedu, Chennai - 600 094.
044 - 4507 4203

Email
sathyaabooks@gmail.com

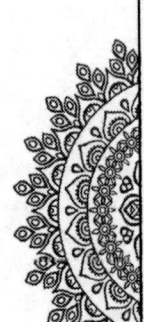
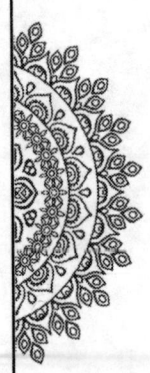

காணிக்கை

இந்த நூலை எனது தந்தையார் திரு. ஆர்.திருஞானசம்பந்தம் மற்றும் எனது தாயார் திருமதி ராஜலக்ஷ்மி ஆகியோருக்குக் காணிக்கையாக்குகிறேன்.

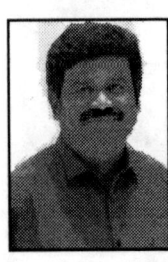

மரு. சே.மதன கோபால், MPT(Ortho).,FRHS.,DGC.,
மூத்த இயன்முறை மருத்துவர்,
ஒருங்கிணைந்த பள்ளிக் கல்வி,
கோயம்புத்தூர் மாவட்டம்.

அணிந்துரை

செய்கின்ற வேலைகளே உடற்பயிற்சியாக இருந்த நிலை மாறி, இன்று உடற்பயிற்சி செய்வதையே ஒரு வேலையாகப் பார்க்கக்கூடிய மனநிலையில் நாம் இருக்கின்றோம். வாழ்வியல் மாற்றங்கள், மின்னணு சாதனங்களின் பெருவளர்ச்சி மற்றும் உடல் உழைப்பின்மை போன்ற காரணங்களால் தொற்றா நோய்கள் எனப்படும் இதய நோய், சர்க்கரை நோய், உயர் ரத்த அழுத்தம் போன்ற உயிருக்கு அச்சுறுத்தல் தரும் உடல்நலக் குறைபாடுகள் இளம் வயதினருக்கும் வருகின்ற நிலைமையை தற்போது பார்க்க முடிகிறது. கோவிட் பெருந்தொற்றுக் காலத்துக்குப் பிறகு இளம் வயது மரணங்கள் அதிகரித்து வருகின்றன.

இவை போன்ற நோய்கள் வராமல் தடுக்கவும், ஆரோக்கியமான வாழ்க்கைக்கு அடித்தளம் இடவும் நமக்கு ஆபத்பாந்தவனாக இருப்பது உடற்பயிற்சி மட்டுமே.

'ஜிம்முக்குப் போலாமா?' என்ற இந்த நூலில், நம் உடல் நலத்தைக் காப்பதற்குத் தேவையான உடற்பயிற்சியின் அவசியம் பற்றிய அரிய கருத்துக்களை எளிய நடையில் நூலாசிரியர் **திரு.லதானந்த்** நமக்கு வழங்கி இருக்கிறார். நடைப்பயிற்சி தொடங்கி நீச்சல், யோகா, சைக்கிளிங், ஜிம் உபகரணங்கள், ஜும்பா வகை நடனப் பயிற்சி என உடற்பயிற்சியின் பல வித வடிவங்களையும் நம் கண் முன்னே நிறுத்தி, அவற்றால் நம் உடல் நலத்துக்கு விளையும் நன்மைகள் பற்றி மிக விளக்கமாக நூலாசிரியர் எடுத்துரைக்கிறார். இந்த நூலை நாம் படிக்கும்போது உடற்பயிற்சி நிலையம் ஒன்றினுள் உலா சென்று வருவதைப் போல நம்மால் உணர முடிகிறது.

ஒவ்வோர் உடற்பயிற்சிக் கருவியின் தோற்றம், அமைப்பு, உருவான விதம் பற்றிய வரலாற்றுச் செய்திகள் மற்றும் பயன்பாடு போன்றவற்றை மிக சுவாரசியமாக விளக்கியுள்ளார். இவை தொடர்பான பன்னாட்டு ஆய்வு முடிவுகள் பலவற்றையும் தொடர்ந்து இந்நூலில் மேற்கோள் காட்டி இருக்கிறார்.

கால் தசைகள் இரண்டாம் இதயம் போலச் செயல்படுவதால் உடற்பயிற்சி செய்பவர்கள் இரண்டு இதயங்களுக்கு சொந்தக்காரர்கள் என்று மருத்துவம் சொல்கிறது. அப்படிப்பட்ட உடற்பயிற்சியை நம் உடலும் உள்ளமும் விரும்பு கின்ற வகையில் எப்படியெல்லாம் செய்யலாம் என்ற செய்திகளை நம் இதய வெளியில் எழுத்து விதைகளால் தூவிப் பயிர் செய்திருக்கிறார் நூலாசிரியர்.

உடற்பயிற்சியை பற்றிச் சிந்தித்தாலே இறுக்கமாக மாறுகிற நம் மனது, இந்த நூலைப் படித்த பிறகு உடற்பயிற்சி செய்வதற்கு இணக்கமாகுகிற அதிசயத்தை அனைவரும் உணர்வீர்கள்.

'***விசையுறு பந்தினைப் போல் உள்ளம் மேவியபடி செல்லும் உடல் கேட்டேன்***' என்னும் பாரதியின் பாட்டு வரிகளுக்கு ஏற்ப, உடலை முறையாக வளர்த்து அதன் மூலம் உயிரை வளர்க்கும் ஒப்பற்ற கருத்துக்கள் பொதிந்த நூலினை ஆக்கி அளித்து இருக்கிறார் இந்த நூலின் ஆசிரியர் ***திரு.லதானந்த்***.

இந்த நூல் எழுத்துக்களால் உடற்பயிற்சியின் அவசியத்தை உணர்த்து கிறது; நூலாசிரியர் தமது எண்ணத்தால் நம் உயிர் காக்கும் அரும் பணியைச் செய்திருக்கிறார்.

இந்த நூல் உயிர் காக்கும் மருந்துகள் போல ஒவ்வொரு வீட்டிலும் அவசியம் இருக்க வேண்டிய நூலாகும். ஒரு தலைமுறையின் உடல் நலம் காக்க நீங்களும் ஒரு காரணமாக இருக்க விரும்பினால் நீங்கள் செல்லும் இடமெல்லாம் இந்தப் புத்தகத்தைப் பரிசாக மற்றவருக்கு அளியுங்கள்.

இன்றைய மனித குலத்துக்கு மிகவும் தேவையான ஒரு படைப்பை வழங்கி யிருக்கிற மதிப்புமிகு எழுத்தாளர் ***திரு.லதானந்த்*** அவர்களை எத்தனை பாராட்டினாலும் தகும்.

– அன்புடன்

மரு. **சே.மதன கோபால்**

என்னுரை

'உடம்பார் அழியின் உயிரார் அழிவர்
திடம்பட மெய்ஞ்ஞானம் சேரவும் மாட்டார்
உடம்பை வளர்க்கும் உபாயம் அறிந்தேன்
உடம்பை வளர்த்தேன் உயிர்வளர்த் தேனே'

என்பது **திருமூலர்** வாக்கு. ஆம்... உடல்நலம் மேம்பட்டால்தான் அதில் உறையும் உயிரும் சிறப்புற இருக்கும். சுவரை வைத்துத்தான் சித்திரம் தீட்ட வேண்டும் என்று சும்மாவா சொல்லியிருக்கிறார்கள்? உடல் நலனுக்கு இன்றியமையாதது உடற்பயிற்சி என்பதில் ஐயமேயில்லை.

நீடித்த இளமைப் பொலிவும் மிடுக்கும் உள்ள கவர்ச்சியான உடலைப் பெறவும், முதுமையைத் தள்ளிப்போடவும், நம் வயது கொண்ட மற்றவர்களைக் காட்டிலும் சோர்வில்லாமலும் திறமையாகவும் நமது அன்றாடப் பணிகளை மேற்கொள்ளவும், இல்லற வாழ்வின் மகிழ்ச்சியைக் கூடுதலாக்கவும், பெரும்பாலான நோய் தாக்கும் சாத்தியங்களைத் தவிர்க்கவும் உடற்பயிற்சி மிகவும் முக்கியமானது.

அந்தக் கோணத்தை வலியுறுத்துகிறது *'ஜிம்முக்குப் போலாமா?'* என்ற இந்த நூல். உடற்பயிற்சியின் வகைகள், அதனோடு தொடர்புடைய நடைப் பயணம், நீச்சல், தியானம், சைக்கிள் ஓட்டுதல், ஜும்பா நடனம் போன்றவற்றின் நன்மைகளையும் செயல்முறைகளையும் விளக்குவதோடு, உடற்பயிற்சிக் கூடங்களில் இடம்பெறும் சில முக்கியமான கருவிகள் பற்றிய அரிய தகவல்களும் இடம்பெற்றிருக்கின்றன.

இந்நூலில் இடம்பெற்றிருக்கும் கட்டுரைகள் பலவற்றையும் தினமலர் நாளிதழின் பட்டம் இணைப்பில் வெளியிட்ட பொறுப்பாளர்களுக்கும், சிறப்பான அணிந்துரை வழங்கியிருக்கும் மூத்த இயன்முறை மருத்துவர், மரு.சே.மதன கோபால், MPT(Ortho).,FRHS.,DGC., அவர்களுக்கும் அழகிய கட்டுரைகளைத் தொகுத்து, நூலாக உங்கள் கைகளில் தவழவிட்டிருக்கும் சத்யா என்டர்பிரைசஸ் நிறுவனத்தினருக்கும் எனது நன்றி.

கோயமுத்தூர் - என்றும் அன்புடன்
31.03.2025 லதானந்த்

உள்ளே...

1.	உடற்பயிற்சியும் மன நலனும்	10
2.	உடற்பயிற்சி தடுக்குமே உலர் கண் பிரச்சனையை!	13
3.	சும்மா உட்காராமல் சுறுசுறுப்பா இருங்க!	15
4.	தூக்கமும் உடல்நலமும்	17
5.	எலும்பு உறுதிக்கு ஏற்ற விளையாட்டுகள்	21
6.	வீடியோ கேம்கள் விளையாடுவது உடற்பயிற்சி ஆகுமா?	24
7.	ஏரோபிக் வகை உடற்பயிற்சிகள்	27
8.	அனேரோபிக் வகை உடற்பயிற்சிகள்	29
9.	நீச்சல்	33
10.	ஆசனங்கள்	37
11.	ஜும்பா	40
12.	ரேடியோ டாய்ஸோ	42
13.	நடைப் பயணம்	44
14.	ட்ரெட் மில் (Treadmill)	47
15.	நடைப்பயிற்சி Vs ட்ரெட்மில்	50
16.	சைக்ளிங் (Cylcing)	52

17.	ஜிம் சைக்கிள் (Gym cycle)	55
18.	பர்பீஸ் (Burpees)	58
19.	டம்பெல்ஸ் (Dumb bells)	61
20.	ஜிம் பால் (Gym ball)	64
21.	ரோவிங் மெஷின் (Rowing machine)	67
22.	புல் அப் பார் (Pull up bar)	70
23.	பெஞ்ச் பிரஸ் (Bench press)	73
24.	வைப்ரேட்டிங் பெல்ட் மெஷின் (Vibrating bel machine)	76
25.	ட்ராம்போலின் (Trampoline)	79
26.	பெக் ஃப்ளை (Pec Fly)	82
27.	கர்லாக் கட்டை (Mudgar)	85
28.	கிளைம்ப் மில் (Climb mill)	88
29.	பிட்னெஸ் பேண்ட் அல்லது ஆக்டிவிடி ட்ராக்கர்	90
30.	ஃபிட்னெஸ் ட்ராக்கரும் ஸ்மார்ட் வாட்சும்	93
31.	ஸ்கிப்பிங்	95
32.	தண்டால் (Push up)	98

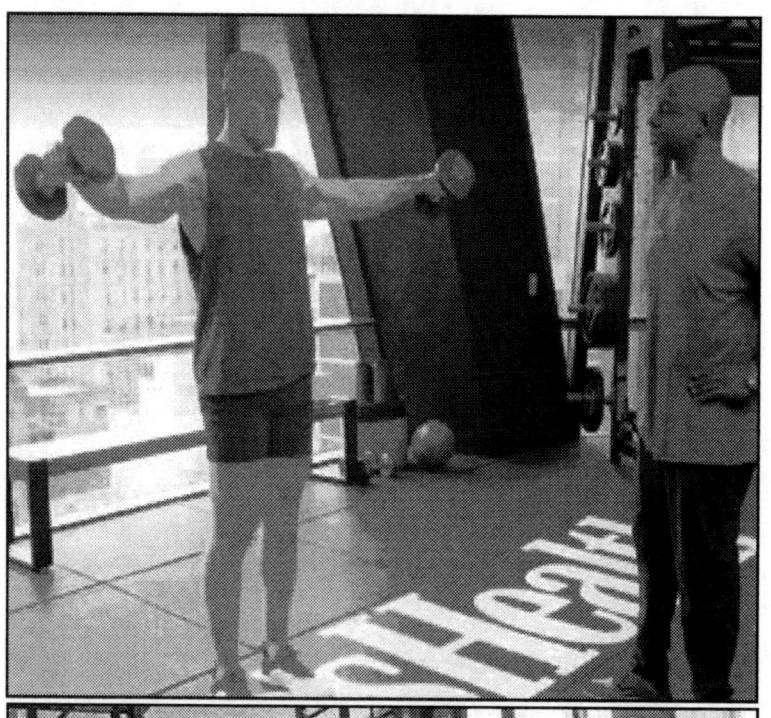
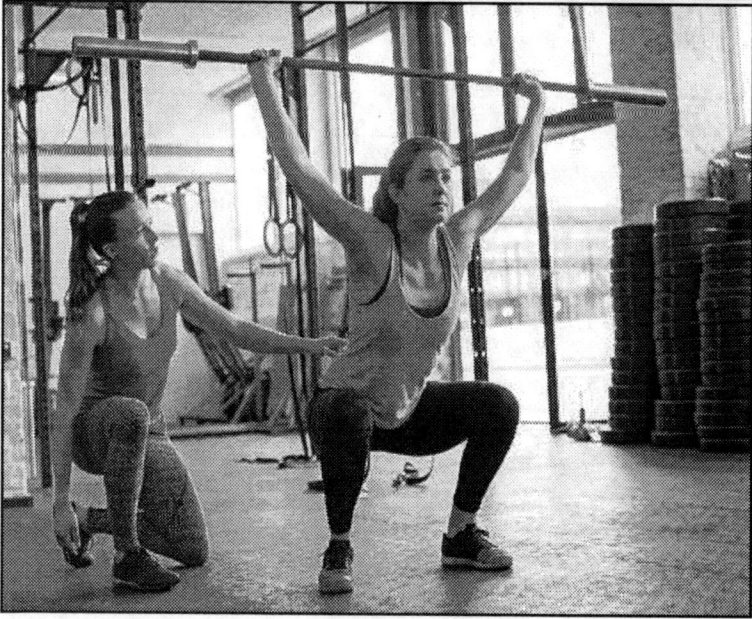

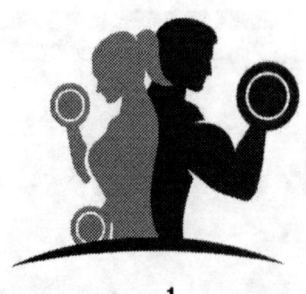

1
உடற்பயிற்சியும் மன நலனும்

உடற்பயிற்சிக்கும் உடல் மற்றும் மனநலத்துக்கும் உள்ள தொடர்பை, அரசு ஈரோடு மருத்துவக் கல்லூரியின் முதல்வர், மருத்துவர் டி.ரவிகுமார் எம்.டி., அவர்கள் விளக்குகிறார்.

'உள்ளம் பெருங்கோயில் ஊன் உடம்பு ஆலயம்' என்கிறார் திருமூலர். உடல் நலத்துக்கு மட்டுமல்ல; மனநலத்துக்கும் உடற்பயிற்சி செய்வது மிகுந்த பலனளிப்பதாக சமீபத்தில் நடத்திய ஆய்வின் மூலம் நிரூபிக்கப்பட்டுள்ளது.

தினசரி 30 முதல் 45 நிமிடங்கள் வரை உடற்பயிற்சி செய்தால், உடல் மற்றும் மூளை புத்துணர்வுடனும், ஆரோக்கியமாகவும் இருக்கும். மேலும் மனநிலையையும் நன்றாக வைக்க உதவும். புதிய நியூரான்களை உருவாக்கவும் உடற்பயிற்சி உதவுகிறது. இதனால் அல்சைமர் அல்லது பார்கின்சன் போன்ற மன நோய்கள் வராமல் காக்கலாம். வாழ்க்கையின் பின்னாட்களில் மன நோய்கள் ஏற்பட்டாலும், அவற்றின் வீரியத்தைக் குறைக்கும் ஆற்றல் உடற்பயிற்சிக்கு உண்டு.

உடற்பயிற்சி செய்யாதவர்களுக்கு இளம் வயதிலேயே சர்க்கரை, இதய நோய். உடல் களைப்பு, தூக்கமின்மை போன்ற பல

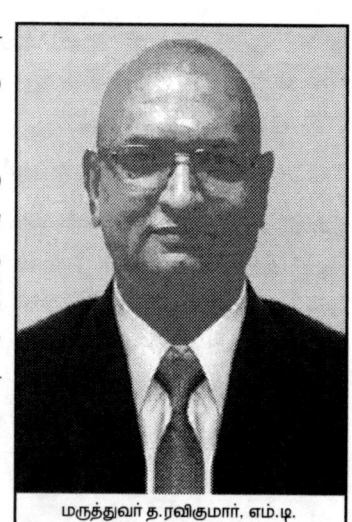

மருத்துவர் த.ரவிகுமார், எம்.டி.
அரசு ஈரோடு மருத்துவக் கல்லூரி முதல்வர்

பிரச்சனைகள் ஏற்பட வாய்ப்புகள் அதிகம். அவற்றாலும் மனநலம் பாதிக்கப்படுகிறது.

எனவே நம்முடைய எதிர்காலம் மற்றும் நிகழ்காலத்தில் எந்தவிதப் பிரச்சனையும் இன்றி வாழ வேண்டும் என்றால் மன அழுத்தத்திற்கு ஒரே தீர்வாக உள்ள மிக எளிய உடற்பயிற்சிகளை மேற்கொள்ள வேண்டும். உடற்பயிற்சியின்போது மூளை முதலில் சுறுசுறுப்பாகிறது; இதயத் தசைகளுக்கு மட்டுமல்ல... மூளைக்கும் ரத்த ஓட்டம் அதிகரிக்கிறது; எண்டார்பின் என்னும் ஹார்மோன் சுரந்து, மனதை மலர்ச்சியடைய வைக்கிறது என விஞ்ஞான ரீதியாக நிருபிக்கப் பட்டுள்ளது.

சமீபத்தில் அமெரிக்காவின் பல்வேறு பகுதியைச் சேர்ந்த 20 ஆயிரத்திற்கும் மேற்பட்டோர்களிடம் உடற்பயிற்சியின் முக்கியத்துவம், உடல் ஆரோக்கியம் மற்றும் மனதளவில் எந்தளவிற்கு ஆரோக்கியமாக உள்ளார்கள் என்ற கோணத்தில் ஆய்வு நடத்தப்பட்டுள்ளது. அதில் கொரோனா காலகட்டத்தில் அதிகமாக உடற்பயிற்சி செய்தவர்கள், உடற்பயிற்சி செய்யாதவர்களைக் காட்டிலும் குறைவான பதட்டம் மற்றும் மனச்சோர்வு கொண்டிருக்கிறார்கள் எனத் தெரிய வந்திருக்கிறது.

வீட்டிலேயே முடங்கி இருந்ததும், அதிகப்படியான உடல் இயக்கம் இல்லாததும்தான் மனசோர்வுக்குக் காரணம் எனவும் கூறப் பட்டுள்ளது.

எனவே எந்தவொரு சூழலிலும் பாதிப்புகளில் இருந்து பாதுகாத்துக் கொள்ள உடற்பயிற்சி செய்வதைக் கட்டாயம் மேற்கொள்ள வேண்டும். இவ்வாறு மேற்கொள்ளவதால் மனம் ஆரோக்கியமாக

இருப்பதோடு, உடலில் உள்ள தேவையற்ற கலோரிகளை கரைக்கவும் இயலும்.

ரத்தத்தில் சர்க்கரை அளவைக் கட்டுக்குள் வைத்திருக்கவும் உடற்பயிற்சி உதவியாக உள்ளது.

நீச்சல், சைக்கிள் ஓட்டுதல், நடைப்பயிற்சி, தியானம் போன்றவற்றை மேற்கொள்ளலாம். தேவைப்பட்டால் உடற்பயிற்சிக் கூடங்களுக்கும் செல்லலாம். இவை போன்ற நடைமுறைகளைத் தினமும் அரை மணி நேரமாவது மேற்கொண்டால் நிச்சயம் உடலும், உள்ளமும் உறுதி பெறும்.

◻

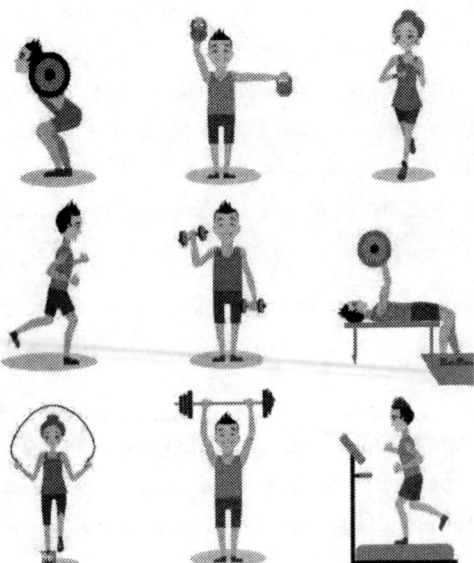

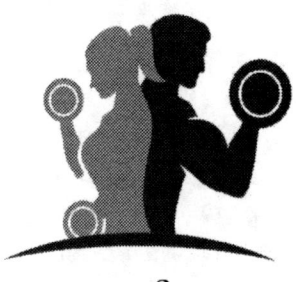

2
உடற்பயிற்சி தடுக்குமே உலர் கண் பிரச்சனையை!

கண்களில் நீர்ப் பசை உலர்ந்து போவதால் ஏற்படும் பார்வைக் குறைபாடுகள் மிக அதிகம். விழி வீக்கம், விழித்திரை செல்கள் கிழிதல், விழித்திரையில் கொப்புளங்கள் ஏற்படுதல், கவனிக்காமல் விட்டுவிட்டால் பார்வையிழப்பு போன்றன நேரிடலாம். மிக அதிக நேரம் கணிப்பொறித் திரையையே உற்று நோக்கிப் பணிபுரிபவர் களுக்கு இந்த வகைப் பிரச்சனைகள் ஏற்படுவது இயல்புதான்.

ஒவ்வொரு முறை நாம் கண் சிமிட்டும்போதும் நமது கண்கள், மெல்லிய நீர்ப்படலத்தால் கழுவப்படுகின்றன. அது நமது கண்களின் செயல்பாட்டுக்கு மிகவும் அவசியமாகிறது. அந்த நீர்ப்படலத்தில் எண்ணெய்ப் பசை, நீர் மற்றும் ம்யூசின் எனப்படும் புரதம் ஆகிய மூன்று அடுக்குகள் இருக்கின்றன. அவை கண்களைத் தேவையான அளவு ஈரப்பதத்தில் வைத்திருந்து தூசுகள் மற்றும் அழுக்குகளி லிருந்து காக்கின்றன. விழிநீர்ப்படலத்தில் இந்த அடுக்குகளின் சம நிலை பிறழும்போது கண்களில் வறண்ட புள்ளிகள் தோன்றி, கண்களில் நமைச்சல் அல்லது எரிச்சலை ஏற்படுத்துகின்றன. முறை யான உடற்பயிற்சியின் மூலம் கண்ணில் ஈரப்பசை குறைவதைத் தடுக்க முடியும். சீரான ரத்த ஓட்டம், முறையான சுவாசம், வலுவான

தசைகள் இவற்றைத் தருவதோடு உடற்பயிற்சிகள் கண்ணில் ஈரப் பதத்தையும் பேணிக் காக்கின்றன என ஆராய்ச்சியாளர்கள் கண்டுபிடித்திருக்கிறார்கள்.

கண்ணில் ஈரப்பதம் குறைபவர்கள் பொதுவாக கண்ணுக்கு சொட்டு மருந்து விடுவார்கள் அல்லது கண் மருத்துவர் பரிந்துரைக்கும் வேறு சிகிச்சைகளை எடுத்துக் கொள்வார்கள். ஆனால் உடற்பயிற்சிகள் மூலம் கண்ணில் ஏற்படும் குறைபாட்டை நிவர்த்திக்க முடியும் என்கிறார் ஹெயின்ஸ் ஒட்செர் என்னும் ஆராய்ச்சியாளர். இவர் கனடாவின் ஆண்டரியோவில் உள்ள வாட்டர்லூ பல்கலைக் கழகத்தில் ஆராய்ச்சி செய்பவர். அவரது ஆராய்ச்சிக்காக 52 நபர்களைத் தேர்வு செய்தார். தடகளப் பயிற்சி மேற்கொள்பவர்கள் மற்றும் அவ்விதப் பயிற்சி மேற்கொள்ளாதவர்கள் என இரு குழுக் களாக அவர்கள் பிரிக்கப்பட்டனர்.

தடகள வீரர்கள் வாரத்தில் குறைந்தது ஐந்து முறை டிரெட்மில்லில் பயிற்சி மேற்கொண்டனர். மற்றவர்கள் வாரத்துக்கு ஒரு முறை மட்டுமே இந்தப் பயிற்சியை மேற்கொண்டனர்.

அனைவரது கண்களில் இருக்கும் ஈரப்பதத்தைப் பயிற்சிக்கு முன்னரும், பயிற்சி முடிந்து ஐந்து நிமிடங்களுக்குப் பின்னரும் பரிசோதித்தனர். தடகளப் பயிற்சியாளர்களின் கண்களில் உள்ள ஈரப்பதம் மிக அதிகமாக இருந்திருக்கிறது. தடகளப் பயிற்சி மேற் கொள்ளாதவர்களின் கண்களிலும் கணிசமான அளவு ஈரப்பத அளவில் முன்னேற்றம் தென்பட்டிருக்கிறது.

'எக்ஸ்பரிமென்டல் ஐ ரீசர்ச்' என்ற இதழில் இந்த ஆராய்ச்சி முடிவுகள் வெளியிடப்பட்டன.

மிக அதிக நேரத்தைக் கணிப்பொறியில் செலவிடும் நபர்களுக்குத் தொடர்ச்சியாக உடற்பயிற்சி செய்வது சிரமம்தான் என்பதையும் ஹெயின்ஸ் ஒட்செர் ஒத்துக் கொள்கிறார். ஆனாலும் உடற் பயிற்சியைக் கட்டாயம் மேற்கொள்ள வேண்டும் என்பதும் பொது வான உடல்நலத்தைக் காக்க மட்டும அல்லாது கண்களின் ஆரோக் கியத்துக்கும் அது அவசியம் என்பதும் இவரது கருத்து.

❐

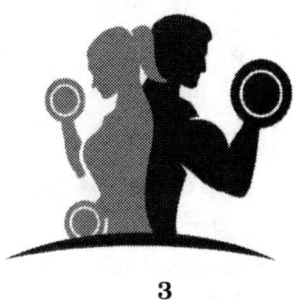

3

சும்மா உட்காராமல் சுறுசுறுப்பா இருங்க!

அதிக உடல் அசைவுகளின்றி வெறுமனே நாற்காலியில் உட்கார்ந்து பணிபுரிபவர்களைக் காட்டிலும், உடலை அசைத்துப் பணிபுரிபவர்களுக்கும், உடற்பயிற்சி செய்பவர்களுக்கும் கூடுதலாக அறிவாற்றல் இருக்கிறது என்று ஆய்வுகளில் கண்டுபிடித்திருக் கிறார்கள்.

வெறுமனே உட்கார்ந்தோ, படுத்தோ இருக்கும்போது நினை வாற்றல் குறைக்கிறது; சிந்திக்கும் திறன் மட்டுப்படுகிறது என்றும் ஆராய்ச்சியாளர்கள் தெரிவிக்கின்றனர். இது பற்றிய ஆய்வுக் கட்டுரை ஒன்று Journal of Epidemiology and Community Health என்ற இதழில் வெளியாகியுள்ளது.

இங்கிலாந்தில் மிட்செல் மற்றும் அவரது சகாக்கள் ஓர் ஆய்வை மேற்கொண்டார்கள். இங்கிலாந்த்தில் 1970ஆம் ஆண்டில் பிறந்த 4,500 நபர்கள்மீது பரிசோதனைகள் நடத்தப்பட்டன.

அவர்கள் சராசரியாக ஒவ்வொரு நாளும் 51 நிமிடங்கள் சுமாரான அல்லது தீவிரமான உடற்பயிற்சிகளை மேற்கொண்டனர்; சுமார் 6

மணி நேரம் மெதுவான நடை போன்ற இலகுவான வேலைகளை மேற்கொண்டனர்; ஒன்பது மணி நேரம் அதிக அசைவுகள் அற்ற உட்கார்ந்திருத்தல் அல்லது படுத்திருத்தல் போன்றவற்றில் ஈடு பட்டனர். சராசரியாக 8 மணி நேரம் தூங்கியும் இருந்தனர்.

பங்கு பெற்றவர்களின் நடவடிக்கைத் தரவுகளை ஆய்வு செய்த போது, உடற்பயிற்சியைத் துறந்து, அதிக அசைவுகளற்ற நிலையில் இருந்தவர்களின் அறிவாற்றல் புள்ளிகள் 1% முதல் 2% வரை குறைந் திருப்பது தெரியவந்தது. (அறிவாற்றல் புள்ளிகள் என்பது ஒருவரின் மூளை வேலை செய்வதைக் கண்டறியும் பயிற்சியில் அவர்கள் பெறும் மதிப்பெண்களாகும்.)

அதேபோல கடுமையான உடற்பயிற்சிக்குப் பதிலாக இலகுவான பயிற்சிகளை மேற்கொண்டவர்களுக்கும் அறிவாற்றல் புள்ளிகள் குறைந்திருப்பதைக் கண்டார்கள்.

வெறுமனே உட்கார்ந்திருப்பவர்களைக் காட்டிலும் உடலை வருத்தி பயிற்சி செய்தவர்களுக்கு அறிவாற்றல் புள்ளிகள் கூடி யிருப்பதும் தெரிய வந்தது.

வாரத்துக்குக் குறைந்தது 150 நிமிடங்கள் உடற்பயிற்சி செய்தால் மிகுந்த நன்மைகள் விளையும் என்று ஆய்வில் கண்டறிந்திருக் கிறார்கள். உடலின் பிற பாகங்களுக்கு இதயத்திலிருந்து ரத்தம் பாய்ச்சப்படுவதற்கு உடற்பயிற்சி உறுதுணையாக இருக்கிறது. குறிப்பாக மூளைக்குத் தேவையான ரத்த ஓட்டம் சீராகிறது.

அதிக உடல் அசைவுகள் இன்றிப் பொழுதைக் கழிப்பவர்களுக்கு டிமென்ஷியா போன்ற மூளை சம்பந்தமான நோய்கள் வரும் சாத்தியங்கள் அதிகம் என்கின்றனர் ஆய்வாளர்கள்.

❐

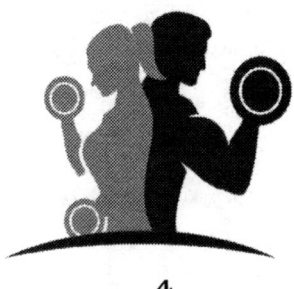

4

தூக்கமும் உடல்நலமும்

ஒருவர் ஆரோக்கியமாக இருப்பதற்குத் தூக்கம் மிகவும் அவசியம். எவ்வளவு நேரம் தூங்குகிறோம் என்பது எவ்வளவு முக்கியமோ அதே அளவு முக்கியமானது, அடிக்கடி விழிப்பு வராமல் - இடையூறில்லாமல் - ஆழ்ந்து தூங்குகிறோமா என்பதும்.

இரவு நல்ல தூக்கம் இருந்தால்தான் அடுத்த நாள் உடலும் மனமும் புத்துணர்வோடு சுறுசுறுப்பாக இருக்கும். செய்யும் வேலைகளில் கவனச்சிதறல் இல்லாமல் செயல்பட முடியும்.

குறைந்தது ஏழு மணி முதல் எட்டு மணி நேராமாவது நன்கு உறங்க வேண்டியது மிகவும் முக்கியம். தேர்வுகளுக்குப் படிப்பதற்காக இரவு நெடுநேரம் விழித்திருப்பதோ அல்லது கம்ப்யூட்டர் மற்றும் செல்ஃபோனை இரவு மிக நீண்ட நேரம் பயன்படுத்துவதோ மிகவும் தவறு.

சரியான தூக்கம் இல்லாதவர்களுக்கு இதய நோய்கள், உயர் ரத்த அழுத்தம், ரத்தத்தில் அதிக அளவு சர்க்கரை சேர்தல், தேவையற்ற கொழுப்புகள் உடலில் சேர்தல், உடல் பருமன் போன்றன விரைவில்

ஏற்படக்கூடும். முறையான தூக்கப் பழக்கம் இல்லாதவர்களுக்கு மாரடைப்பு வரும் சாத்தியங்கள் மிக அதிகம் என்றும் கண்டுபிடித் திருக்கிறார்கள்.

சரியான அளவு ஆழ்ந்த உறக்கம் மேற்கொள்ளும்போது நமது நாடித்துடிப்பு ஓரளவு குறைந்து, ரத்த அழுத்தமும் 10-20% குறைவ தாகக் கணக்கிட்டிருக்கிறார்கள். இதை 'நாக்டர்னல் ட்ரிப்பிங்' என்பார்கள். இதன் மூலம் பகலில் இதயத்துக்கு அளிக்கப்பட்ட கூடுதல் அழுத்தங்கள் கணிசமாகக் குறைக்கப்படுகின்றன.

நேஷனல் ஹார்ட், லங் மற்றும் பிளட் இன்ஸ்டிட்யூட் (National Heart, Lung, and Blood Institute) என்ற அமைப்பு மேற்கொண்ட ஆராய்ச்சிகளில் சரியான நேரத்தில் உறங்கச் சென்று, உரிய நேரத்தில் எழாதவர்களுக்கு, மற்றவர்களைவிட இதய நோய்கள் மற்றும் பக்கவாதம் வர இரு மடங்கு அதிகம் வாய்ப்புள்ளதாகக் கண்டு பிடித்திருக்கிறார்கள்.

சரி! நல்ல தூக்கம் வரும் அளவுக்கு நமது பழக்க வழக்கங்களை மாற்றி அமைத்துக் கொண்டால் மட்டும் போதுமா? போதாது. அத்துடன் நமது உணவுப் பழக்கமும் முறையானதாக இருக்க வேண்டும். நாம் உண்ணும் உணவுகளுக்கும் நமது தூக்கத்துக்கும் நெருங்கிய தொடர்பு இருக்கிறது.

நார்ச்சத்து நிரம்பிய காய்கறிகள், புரதம் நிறைந்த பண்டங்கள், பழங்கள் ஒமேகா - 3 என்ற சத்து உள்ள மீன்கள் ஆகியன நல்ல தூக்கத்தை வரவழைக்கும்.

முளைகட்டிய தானியங்கள், பீன்ஸ் போன்றவற்றில் ஆன்டி-ஆக்ஸிடண்டுகள் நிறைய இருக்கும். இவையும் நல்ல தூக்கத்தைத் தருவனவாகும். இந்த வகை உணவுகளில் இருக்கும் மெலடோனின் மற்றும் செரடோனின் ஆகிய வேதிப் பொருட்கள் தூக்கத்தை வரவழைக்கும் இயல்புடையனவாகும். படுத்தவுடன் விரைவி லேயே தூங்க இவை அவசியம் தேவை.

அதே சமயம் சர்க்கரை மற்றும் கொழுப்பு மிகுந்த உணவுகள் மற்றும் பானங்கள் நமது தூக்கத்தின் அளவையும் தரத்தையும் கடுமையாக பாதிக்கும். எனவே உறங்குவதற்கு முன்னர் அவற்றைத் தவிர்ப்பது நல்லது.

காப்பி மற்றும் மது ஆகியனவும் தூக்கத்தை பாதிப்பன ஆகும்.

நல்ல தூக்கத்துக்குத் தேவையான உணவுகளை உண்டு, சரியான அளவில் ஆழ்ந்து தூங்கி, எழப் பழகிக் கொள்ளுங்கள்; புத்துணர்ச்சியை நீங்களே உணர்வீர்கள்!

வீட்டுக்குள்ளேயே உடற்பயிற்சி :

ரத்த ஓட்டத்தைச் சீராக்கும் உடற்பயிற்சிகள் இதயத்துக்கும், நுரையீரல்களுக்கும் மிகுந்த நன்மை பயப்பன ஆகும்.

உதாரணமாக நடைப்பயிற்சி, ஓட்டம், நீச்சல் அல்லது உடற்பயிற்சி நிலையங்களில் உள்ள கருவிகள் மூலம் பயிற்சி செய்வது போன்ற வற்றைச் சொல்லலாம். ஆனால் கொரோனா உச்சத்திலிருக்கும் போது இவ்வகைப் பயிற்சிகள் செய்ய நம்மால் வெளியில் செல்ல இயலவில்லை.

மேலும் சாதாரண சமயங்களிலும், மோசமான வானிலை, தூய்மைக்கேடான சுற்றுப்புறம், அதிகக் கூட்டம் போன்றவற்றால் வீட்டை விட்டு வெளியே வருவதிலும் சில சிக்கல்கள் இருக்கின்றன.

இவற்றை முறியடிக்க வீட்டிலிருந்தவாறே ரத்த ஓட்டத்தைச் சீராக்கவும், தசைகள் மற்றும் மூட்டுகளுக்கு உரிய பயிற்சிகள் அளிக்கவும் பல வாய்ப்புகள் உள்ளன.

உதாரணமாக வீட்டைக் கூட்டிப் பெருக்குவது, தரையை மாப் மூலம் சுத்தப்படுத்துவது போன்றவற்றைச் சொல்லலாம். நிமிர்ந்தும், வளைந்தும், குத்த வைத்து அமர்ந்தும் தரையைச் சுத்தம் செய்யும்போது உடலின் பல தசைகளுக்கும் அது மிகச் சிறந்த பயிற்சியினை அளிக்கிறது.

அதைப் போலவே படிக்கட்டுகளில் ஏறி, இறங்குவதும் கால் தசைகளுக்கு நல்ல பயிற்சியாகும். படிக்கட்டில் ஏறும்போது கைப்பிடிகளைப் பிடித்துக் கொள்ளாமல் ஜாக்கிரதையாக ஏறி இறங்கவும். படிகளில் கால்களைப் பின் வைத்து இறங்குவதும் ஒரு பயிற்சியே.

வீட்டில் இருக்கும்போது யூடியூப்பில் இசையைக் கேட்டவாறு நடனம் ஆடுவதும்கூட ஒருவகையில் சிறந்த உடற்பயிற்சியே ஆகும்.

◻

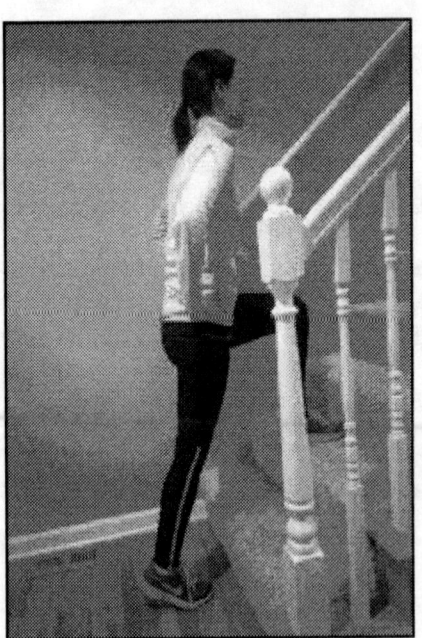

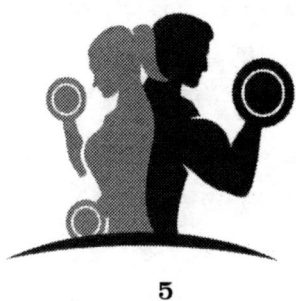

5
எலும்பு உறுதிக்கு ஏற்ற விளையாட்டுகள்

விளையாட்டு என்பது சிறுவர் சிறுமியருக்குப் பல விதங்களிலும் நன்மைகள் புரிகின்றன என்பதில் சந்தேகம் இல்லை. ஆனால் அவர்களின் எலும்பு வளர்ச்சிக்கு அத்தனை விளையாட்டுகளும் ஒரே மாதிரி துணை நிற்பதில்லை என்பதே உண்மை.

ஒரே திசையை நோக்கி மேற்கொள்ளப்படும் ஓட்டப் பயிற்சியை விட, பல திசைகளிலும் இயங்கும் விளையாட்டுக்களான சாக்கர் அல்லது கூடைப்பந்து போன்ற விளையாட்டுக்கள் ஆரோக்கியமான எலும்பு வளர்ச்சிக்கு உதவுகின்றன எனக் கண்டுபிடித்திருக்கிறார்கள்.

ஒரே விளையாட்டுக்குப் பதில் பல விளையாட்டுகளிலும் ஈடுபடுவதால், தசை மற்றும் எலும்புகளின் மிக அதிகமான பயன்பாட்டால் ஏற்படும் காயங்களும் மட்டுப்படுத்தப்படுகின்றன என்பதும் தெரிய வந்திருக்கிறது.

இதற்குக் காரணம் பல விளையாட்டுக்களிலும் ஈடுபடுபவர்களுடைய எலும்புகள் வலுவாக இருப்பதுதான். இந்த ஆராய்ச்சி

முடிவுகளைக் கொடுத்திருப்பவர் அமெரிக்காவின் இண்டியானா போலிஸ் பகுதியில் உள்ள இண்டியானா பல்கலைக்கழகத்தைச் சேர்ந்த பேராசிரியரான ஸ்ட்டூவர்ட் வார்டன் என்பவர்.

சிறார்கள் ஒரே விதமான விளையாட்டிலேயே தொடர்ந்து ஈடுபடுவதுதான் அவர்களுக்கு சிறப்புச் சேர்க்கும் என்ற தவறான எண்ணம் நிலவுகிறது.

இளம் வயதில் இருந்து இப்படி ஒரே விளையாட்டைத் தேர்ந்தெடுப் பவர்கள் ஓவர் யூஸ் இஞ்சுரி (Overuse inhjury) என்ற சிக்கலுக்கு ஆளாக நேரிடும். அவர்களால் போட்டிகளின் உச்ச நிலைகளுக்குச் செல்வது கடினம் என்பது அவரது கருத்து.

ஆரோக்கியமான எலும்பு வளர்ச்சிக்கு எலும்பின் அடர்த்தியோடு எலும்புகளின் அளவும் முக்கியம் என்று கண்டுபிடித்திருக்கிறார்கள். இதற்காகக் கல்லூரிப் பருவத்தில் தொடர்ந்து ஓட்டங்களில் மட்டுமே கலந்து கொண்ட பெண்களின் முழங்கால்கள் மற்றும் பாதங்களில் உள்ள எலும்புகளை ஆராய்ந்தார்கள்.

பலரும் அதிக அழுத்தத்தால் ஏற்படும் எலும்பு முறிவுகளால் பாதிக்கப்பட்டிருக்கிறார்கள் என்பது தெரியவந்திருக்கிறது.

வெறுமனே ஓட்டங்களில் மட்டும் கலந்து கொண்டவர்களைக் காட்டிலும் *10%* முதல் *20%* அதிக எலும்பு வலிமை, இளமையில் இருந்தே ஓட்டத்தோடு இதர விளையாட்டுக்களிலும் ஈடுபடு வோருக்கு இருப்பது நிரூபிக்கப்பட்டிருக்கிறது.

சிறு வயதில் இருந்தே சாக்கர் மற்றும் கூடைப்பந்து போன்ற விளையாட்டுக்களில் ஈடுபடுவோருக்குக் கூடுதல் வளர்ச்சியும் வலிமையும் உள்ள எலும்புகள் இருக்கிறது.

ஒரே திசையில் பயணிக்கும் ஓட்டம், நீச்சல், சைக்கிள் ஓட்டுதல் போன்றனவற்றைக் கடைப்பிடிப்போருக்கு இது குறைவாகவே உள்ளதும் தெரிய வந்திருக்கிறது.

இந்தக் கண்டுபிடிப்புகள் மெடிசின் அண்ட் சயின்ஸ் இன் ஸ்போர்ட்ஸ் அண்ட் எக்சர்ஸைஸ் (Medicine & Science in Sports & Exercis) இதழில் வெளியாகியுள்ளன.

❐

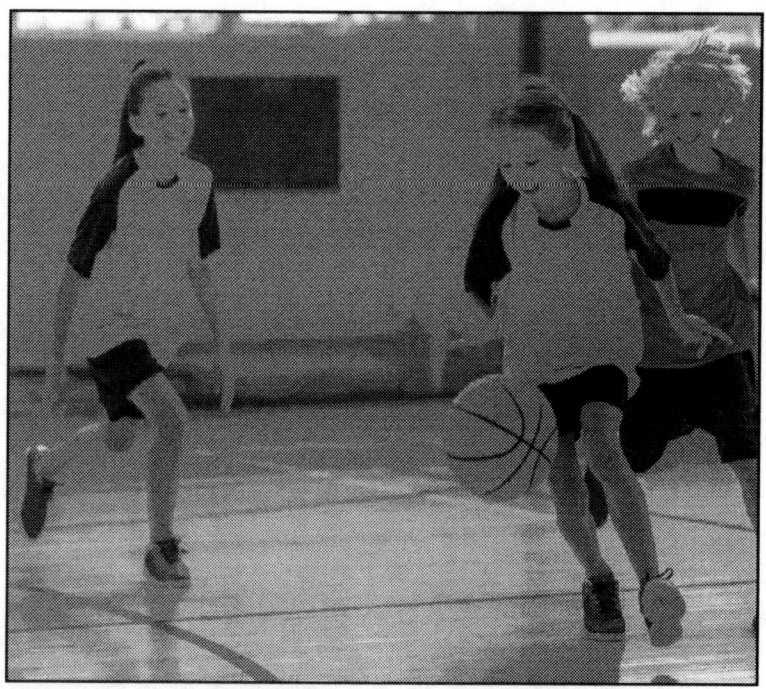

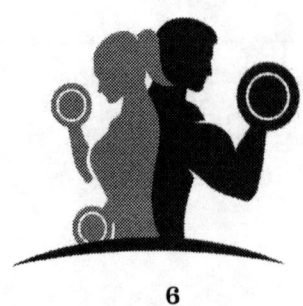

6

வீடியோ கேம்கள் விளையாடுவது உடற்பயிற்சி ஆகுமா?

பொதுவாக ஓரிடத்தில் அமர்ந்து வீடியோ கேம்கள் விளையாடுவது உடலுக்கு எந்த விதத்திலும் பயிற்சியளிப்பது இல்லை என்ற கருத்து நிலவுகிறது.

நீங்கள்கூட அதிக நேரம் கணிப்பொறியிலோ அல்லது செல்போனிலோ வீடியோ கேம்கள் விளையாடிக் கொண்டிருந்தால் வீட்டில் உள்ளவர்கள் கண்டித்திருப்பார்கள்.

ஆனால் தற்போது உடலுக்குப் பயிற்சியளிக்கவும் வீடியோ கேம்களால் முடியும் என்று கண்டறிந்திருக்கிறார்கள். வெளியில் உள்ள ஜிம்களுக்குப் போகத் தேவையில்லை; வியர்வை சிந்தி உடற்பயிற்சிக் கருவிகளை இயக்க வேண்டிய அவசியமில்லை; உங்களின் அறையிலேயே அமர்ந்து ஒரு மெய்நிகர் சூழலில் நீங்கள் வீடியோ கேம்களை விளையாடி கணிசமான அளவு கலோரிகளை எரிக்க முடியும் எனக் கண்டறிந்திருக்கிறார்கள்.

அப்படி விளையாடும்போது உங்களையறியாமலேயே உங்கள் உடல் அசைவுகளையும் மேற்கொள்ளும்.

முதலில் மெய்நிகர் சூழல் என்றால் என்னவென்று தெரிந்து கொள்ளுங்கள். கணிப்பொறியில் நீங்கள் விளையாடும் இடங்களில் நீங்கள் உண்மையிலேயே - அதாவது மெய்யாகவே - இருப்பது போன்ற சூழல்தான் மெய்நிகர் சூழல்.

கலோரிகளை எரிப்பதற்கென்றே சிறப்பான முறையில் வடி வமைக்கப்பட்டிருக்கிற சில விளையாட்டுகள்தான் உடற்பயிற்சிக்கு இணையான பயன் தர முடியும்; எல்லா வீடியோ கேம்களும் அல்ல என்பதை நினைவில் கொள்ள வேண்டும்.

இந்த வகையான விளையாட்டுகளைப் பற்றி ஆராய்ச்சி செய்து அவற்றை உருவாக்கியிருப்பவர் ஆரோன் ஸ்டான்டன் என்பவரா வார். இவர் சான்ஃப்ரான்சிஸ்கோவில் இருக்கும் வர்சுவல் இன்ஸ்டிட்யூட் ஆஃப் ஹெல்த் அண்ட் எக்சர்ஸைஸ் என்ற அமைப்பின் நிறுவனர் மற்றும் இயக்குநர் ஆவார்.

உடலில் இருக்கும் கலோரிகளை அதிகமாக எரிக்கும் ஆற்றல் வாய்ந்த விளையாட்டுகளில் பீட் சேபர் மற்றும் சூப்பர் நேச்சுரல் ஆகியன முக்கியமானவையாகும். இப்படிப்பட்ட ஸ்பெஷல் வீடியோ கேம்களை விளையாட அவற்றுக்கெனவே உருவாக்கப் பட்ட பெட்டி போன்ற ஹெட் செட் தேவைப்படும்.

மேலும் விளையாட விரும்பும் ஒவ்வொரு கேமையும் விலை கொடுத்துத்தான் வாங்கிப் பயன்படுத்த முடியும். இவற்றின் விலை கொஞ்சம் அதிகம்தான். ஹெட் செட்டின் விலை சில நூறு டாலர் களாகும். விளையாட்டுகள் ஒவ்வொன்றும் 20 முதல் 30 டாலர்கள் வரை விலையாகும். இந்த வகை விளையாட்டுகளைத் தனி யாகவோ உலகின் வெவ்வேறு இடங்களில் இருக்கும் மற்றவர் களுடன் குழுவாகவோ விளையாட முடியும்.

வருங்காலத்தில் பெட்டி அளவு இருக்கும் ஹெட் செட் வடிவத்தில் சிறியதாக்கப்பட்டு, கண் கண்ணாடிகள் அளவுக்கு மாற வாய்ப் பிருக்கும் என எதிர்பார்க்கப்படுகிறது.

மேலும் அதன் விலை மற்றும் கேம்களின் விலையும் தொழில்நுட்ப

முன்னேற்றங்கள் ஏற்படும்போது எதிர்காலத்தில் நிச்சயம் குறையும் என நம்பலாம்.

ஒரு காலத்தில் செல்ஃபோன் மிகவும் அரிதான பொருளாக இருந்தது. இப்போது ஏறக்குறைய எல்லோரது வீடுகளிலும் தவறாமல் இடம் பிடிக்கும் ஓர் அங்கமாகவே மாறிவிட்டதல்லவா?

அதைப் போலவே வருங்காலத்தில் அனைவரது கைகளிலும் இந்த உடற்பயிற்சி தரும் வீடியோ கேம்கள் இருக்கும் என எதிர் பார்க்கலாம்.

◻

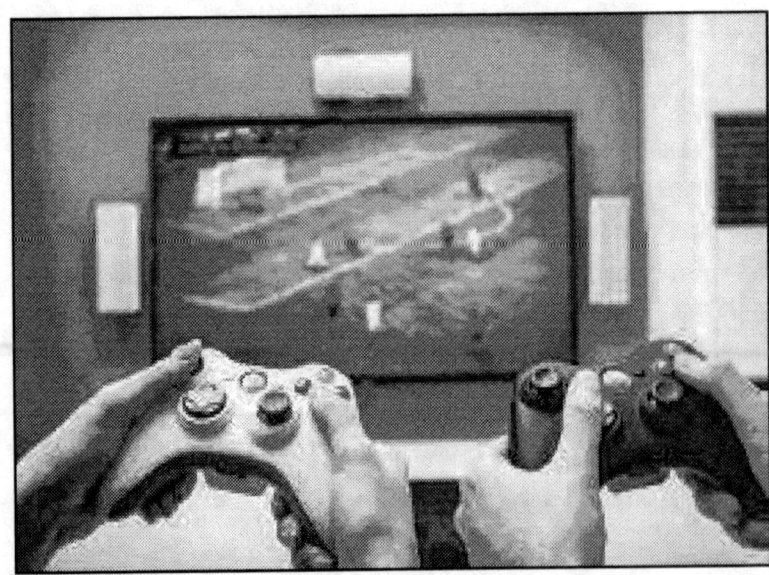

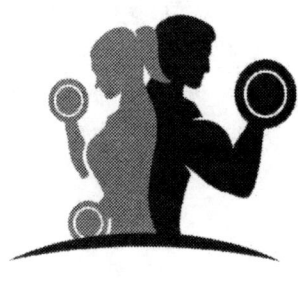

7

ஏரோபிக் வகை உடற்பயிற்சிகள்

'**ஏ**ரோ' என்ற கிரேக்க வார்த்தைக்குக் காற்று என்று அர்த்தம். உடற்பயிற்சியின் தொடர்பாகப் பயன்படுத்தும்போது ஏரோபிக் என்ற சொல்லாடல், 'காற்று அல்லது ஆக்ஸிஜன் தேவைப்படுவது' என்ற பொருளிலேயே புழக்கத்தில் இருக்கிறது. அதாவது இந்த வகைப்' பயிற்சிகளுக்குத் தேவையான சக்தியைப் பெற ஆக்ஸிஜன் துணை புரிகிறது. தொடர்ந்து பயிற்சியை மேற்கொள்ளும்போது உடலின் செல்கள் ஆற்றலைப் பெற ஆக்ஸிஜனைப் பயன்படுத்திக் கொள்ளும்.

சுறுசுறுப்பான நடைப்பயிற்சி, நீச்சல், சைக்கிள் ஓட்டுதல், ஜும்பா போன்ற நடனங்களை ஆடுதல், சில வகை யோகாசனங்களை மேற் கொள்ளுதல் போன்றன குறைவான தாக்கத்தை உடலில் ஏற்படுத்தும் எரோபிக் வகை உடற்பயிற்சிகளாகும்.

அதிக அளவு தாக்கம் எற்படுத்துவதற்கு உதாரணங்களாக ஓடுதல், ஸ்கிப்பிங், குத்துச் சண்டை போன்றவற்றைச் சொல்லலாம். மிக அதிக தாக்கம் ஏற்படுத்துவதற்கு, குதித்தல், மலையேறுதல் போன்றன எடுத்துக்காடுகளாகும்.

ஏரோபிக் வகை உடற்பயிற்சிகளால் இதயத்துடிப்பு அதிகரிக்கும்; ரத்த ஓட்டம் மேம்படும்; கூடுதல் ரத்த அழுத்தம் கட்டுக்குள் வரும்; இதயம் மற்றும் நுரையீரல் செயல்பாடுகள் மேம்படும். ஸ்டாமினா எனப்படும் ஆற்றல் அளவு அதிகரிக்கும். அதிக அளவு கலோரிகளை எரித்து, உரிய அளவில் உடல் எடை பேணப்படும்.

எண்டார்ஃபின் என்ற ஹார்மோன் சுரப்பதால் மனநலத்தில் சிறப்பான முன்னேற்றம் தெரியும். தசைகளின் வலிமை கூடும்; நெகிழ்வுத் தன்மையும் கிடைக்கும். சர்க்கரை நோய், பக்கவாதம் மற்றும் சிலவகைப் புற்றுநோய்கள் தாக்குவதற்கான சாத்தியங் களைக் குறைக்கும்; தொடர்ந்து ஏரோபிக் உடற்பயிற்சிகளைச் செய்து வருவதால் இடையூறின்றித் தூக்கம் வரும். (சிறப்பான தூக்கத்துக்கும் உடல்நலத்துக்கும் நேரடித் தொடர்பு நிச்சயம் உண்டு என்பது பற்றி ஏற்கெனவே குறிப்பிடப்பட்டுள்ளது).

நாட்பட்ட நோயுடையவர்கள் பயிற்சியை ஆரம்பிப்பதற்கு முன்னர் தகுதி வாய்ந்த மருத்துவரிடம் உரிய ஆலோசனை பெறுவது நல்லது. ஆரம்பத்தில் குறைவான தாக்கம் ஏற்படுத்தும் பயிற்சிகளில் தொடங்கி, படிப்படியாக தீவிரமான தாக்கம் அளிக்கும் பயிற்சி களுக்கு முன்னேறலாம்.

முதலில் வாரம் ஒன்றுக்கு 150 நிமிடங்கள் என்பது உங்கள் ஆரம்ப இலக்காக இருக்கட்டும். மனதுக்கு உகந்த நண்பருடன் சேர்ந்து பயிற்சிகளில் ஈடுபடுவது உங்களது உத்வேகத்தை அதிகரிக்கும்.

பயிற்சியைக் கண்காணிக்கும் ட்ராக்கர் அல்லது செல்ஃபோன் செயலிகளைப் பயன்படுத்தலாம். (இவை பற்றிப் பின்னர் விளக்கப் பட்டுள்ளது.)

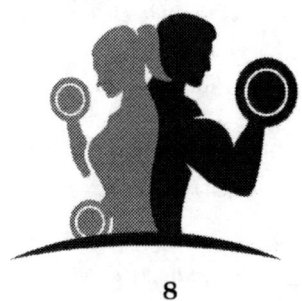

8
அனேரோபிக் வகை உடற்பயிற்சி

அனேரோபிக் என்ற சொல்லுக்கு, 'காற்று (ஆக்சிஜன்) இல்லாத' என்று அர்த்தம்.

உடலின் எந்த ஓர் இயக்கத்துக்கும் சக்தி வேண்டும். அதே போல உடற்பயிற்சி செய்வதற்கும் சக்தி வேண்டும் அல்லவா? இதைப் பெற ஆக்சிஜனைப் பயன்படுத்தாமல், நமது உடலின் தசைகளில் பொதிந்திருக்கும் கிளைகோஜன் மூலக்கூறுகளில் இருந்து ஆற்றலைப் பெற்றுச் செய்யும் உடற்பயிற்சி வகைகளை 'அனேரோபிக்' வகை உடற்பயிற்சிகள் என்பார்கள்.

பொதுவாக இந்த வகை உடற்பயிற்சிகள் குறுகிய நேரத்தில் செய்யப்படுவன; ஆனால் மிகத் தீவிரமாகச் செய்யப்படுவன.

அனேரோபிக் உடற்பயிற்சியின் நோக்கம், கொஞ்ச நேரத்திலேயே அதிக அளவிலான ஆற்றலை வெளிப்படுத்துவதாகும்.

பளு தூக்குதல், ஸ்கிப்பிங் எனப்படும் குதித்தல், வேகமாக ஓடுதல், போன்றன அனேரோபிக் உடற்பயிற்சிக்குச் சில உதாரணங்களாகும்.

இவற்றை இதயத் துடிப்பை அதிகரிக்கச் செய்யும் ஹை இன்டென்சிடி இன்டர்வல் ட்ரெயினிங் (High Intensity Interval Training - HIIT) என்றும் சொல்வார்கள்.

இந்த வகையான உடற்பயிற்சிகளில், வியர்வை சிந்திக் கொஞ்ச நேரம் (2 முதல் 3 நிமிடங்கள்) அதி தீவிரமாகப் பயிற்சியை மேற் கொண்டு விட்டுச் சிறிது இடைவெளிக்குப் பிறகு, உடல் இயல்பு நிலைக்குத் திரும்பியதும் மறுபடியும் தீவிரமாகப் பயிற்சி மேற் கொள்ளப்படும்.

ஏரோபிக் மற்றும் அனேரோபிக் ஆகிய இரண்டும் இரு வேறு உடலியல் நிகழ்ச்சிகள். ஆற்றலை வெளிப்படுத்தும் செயல்பாட்டில் வேறுபடுவன.

பயிற்சித் தீவிரத்தின் அளவுகளிலும் வித்தியாசங்கள் உள்ளன. அவை அளிக்கும் நன்மைகளிலும் வித்தியாசங்கள் இருக்கின்றன.

உடலில் இருக்கும் குளுகோஸ் மூலக்கூறுகளிலிருந்து ஆற்றல் பெறப்படுகிறது. மிதமான பயிற்சிகள் இதில் அடங்கும். பயிற்சியின் காலம் நீண்டது.

அனேரோபிக் உடற்பயிற்சிகளில் ஆற்றல் உருவாக்கத்துக்கு ஆக்ஸிஜன் பயனாவதில்லை. ஏற்கெனவே உடலில் சேமிக்கப் பட்டிருக்கும் கிளைகோஜன் மூலக்கூறுகளை எரித்து ஆற்றல் பெறப் படுகிறது.

தீவிரமான பயிற்சிகள் இந்த வகையின் கீழ் வரும். பயிற்சியின் காலம் குறுகியது. தசை வலிமைகளைப் பெருக்குவது முக்கிய நோக்கம்.

ஏரோபிக் உடற்பயிற்சிகளை விட அதிக உழைப்பு அனேரோபிக் பயிற்சிகளுக்குத் தேவைப்படும்.

அனேரோபிக் வகையான உடற்பயிற்சியின் குறிப்பிடத் தகுந்த சில நன்மைகள் :

❖ எலும்புகளின் வலிமை மற்றும் அடர்த்தியை அதிகரிக்கிறது.

- ❖ உடலில் கொழுப்பைக் குறைத்து, தேவையான பருமனை அளிக்கிறது.
- ❖ உடலின் ஆற்றல் அளவை மேம்படுத்துகிறது.
- ❖ தசைகளை உறுதிப்படுத்தி, வளர்சிதை மாற்றத்தைச் சீராக்குகிறது.
- ❖ கடின உழைப்புடைய இதர வேலைகளை நீண்ட நேரம் களைப்பின்றிச் செய்ய உதவுகிறது.
- ❖ சர்க்கரை நோய் மற்றும் இதயக் கோளாறுகள் ஏற்படும் சாத்தியங்களைப் பெருமளவு குறைக்கிறது.
- ❖ தசைகளின் வலிமை மற்றும் அடர்த்தியை அதிகரிப்பதால் மூட்டுகள் கூடுதலாகப் பாதுகாக்கப்படுகின்றன. காயங்களினால் ஏற்படும் பாதிப்பைக் குறைக்கிறது.
- ❖ கிளைகோஜன் என்ற ஆற்றல் அளிக்கும் வேதிப் பொருள் உடலில் அதிக அளவில் சேமிக்கப்பட்டு, உடல் உழைப்புக்குத் தேவையான ஆற்றலை அளிக்கிறது.
- ❖ மன அழுத்தத்தையும் குறைக்கிறது.

அனேரோபிக் பயிற்சியின்போது உடலில் நடைபெறும் செயல்பாடுகள் :

- ❖ இதயத் துடிப்பு மற்றும் ரத்த அழுத்தம் கூடும்.
- ❖ தசைகளின் இயக்கத்துக்குத் தேவையான லேக்டிக் அமிலம் அதிகமாக உற்பத்தியாகும்.
- ❖ உடலுக்குத் தேவைப்படும் ஆக்சிஜன் அளவு குறையும்.
- ❖ குளுகோஸ் மூலக்கூறுகள் சிதைவுற்று ஆற்றல் வெளிப்படும்.

அனேரோபிக் வகைப் பயிற்சிகளைக் குறைந்த தீவிரத்துடன் ஆரம்பித்துப் பின்னர் அதிகரிக்க வேண்டும்.

பயிற்சி மேற்கொள்வதற்கு முன்னர், தமது உடல் அதற்குத் தகுதி யுடையதுதானா என்பதை ஒவ்வொருவரும் உறுதி செய்து கொள்ள வேண்டும்.

உடல் உபாதைகள் ஏதேனும் இருக்குமாயின் மருத்துவரின் ஆலோசனையைப் பெற வேண்டும்.

உரிய பயிற்சியாளர் மூலம் இந்த வகைப் பயிற்சிகளைக் கற்றுக் கொள்வது நல்லது.

❐

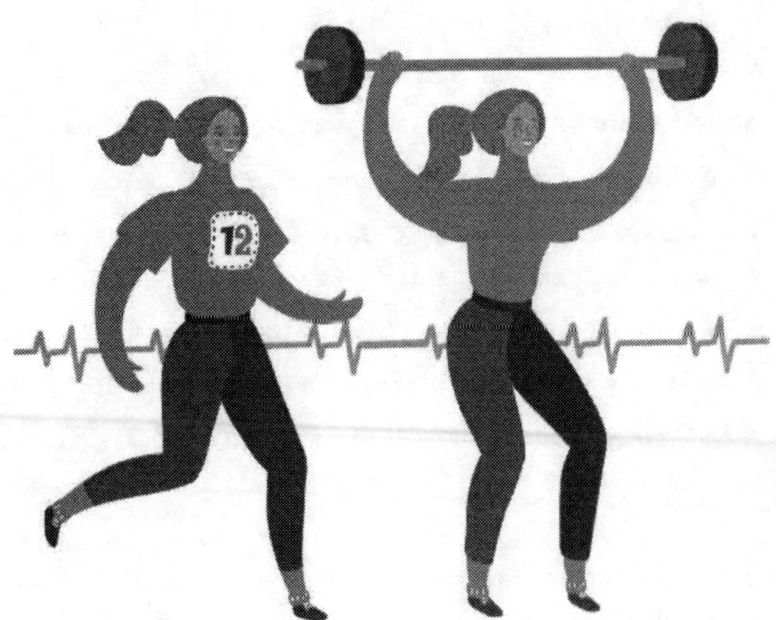

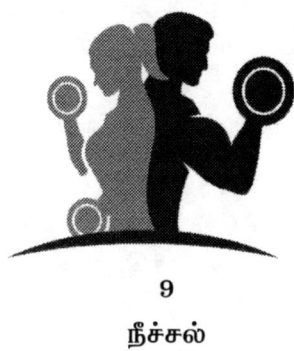

9

நீச்சல்

10,000 ஆண்டுகளுக்கு முன்னரே கற்காலத்திலேயே நீச்சல் புழக்கத்தில் இருந்து வந்திருக்கிறது என்பதற்கான சான்றுகள் குகை ஓவியங்களில் கிடைத்திருக்கின்றன.

ஹோமர் என்பவரின் இலியட், ஓடிஸி போன்ற கிரேக்கக் காப்பியங் களிலும் நீச்சல் பற்றிய குறிப்புகள் உள்ளன.

கைகளையும் கால்களையும் அசைத்து நீரில் மேற்கொள்ளும் நகர்வான நீச்சல் என்பது மிகச் சிறந்த உடற்பயிற்சி என்பதோடு, அது சிறந்ததொரு மகிழ்வூட்டும் செயல்பாடும் ஆகும். நீச்சல் குளங் களிலும், குளம், கடல் போன்ற நீர் நிலைகளையும் நீச்சலை மேற் கொள்ளலாம்.

நீர் வாழ் உயிரினங்கள் மட்டுமே அல்லாமல் நாய் போன்ற சில விலங்குகள் எந்தவிதப் பயிற்சியும் இன்றிப் பிறவியிலேயே நீந்தும் ஆற்றல் உடையன. ஆனால் மனிதர்கள் உரிய பயிற்சி பெற்றால்தான் நீந்த இயலும்.

நீச்சல் என்பது எந்தவிதப் பாதுகாப்பு சாதனங்களும் இன்றி, 'தொபுக்கடீர்' எனத் தண்ணீரில் குதிப்பது அல்ல. மாறாகக் கண்ணியமான நீச்சல் உடை, பாதுகாப்புக் கண்ணாடிகள், தலை நனையாமல் இருக்க உரிய தலைக்கவசம் போன்றன நிச்சயம் தேவை.

படிப்படியாக நீச்சல் நுணுக்கங்களைத் தகுதி வாய்ந்த பயிற்சியாளரிடம் முறையாகக் கற்றுக்கொள்ள வேண்டும். எடுத்த எடுப்பிலேயே வீராவேசமாக நீச்சலை ஒட்டுமொத்தமாகக் கற்றாக வேண்டும் எனத் துடிக்காதீர்கள். ஒவ்வொரு நுட்பமாகக் கற்றுத் தேர்ச்சி அடையுங்கள்.

மெல்ல மெல்ல நீந்தும் கால அளவையும், தீவிரத்தையும் அதிகப் படுத்தினால் போதும். நீச்சலுடன் சேர்த்தே பந்து விளையாட்டுகள், சில உடற்பயிற்சிகள் மற்றும் சக நீச்சல் பயிற்சியாளர்கள் பங்கு பெறும் நீர் விளையாட்டுகள் போன்றன உங்களது நீச்சல் அனுபவத்தை மேலும் சுவாரசியமாக்கும்.

அதிக அளவில் உடல் மற்றும் மனநலம் நீச்சலின்போது மேம்படும். குறைந்த அளவே மூட்டுக்களிலும், தசைகளிலும் தாக்கத்தை ஏற்படுத்துவதால் முதியவர்களுக்கும் ஏற்றது; மூட்டுப் பிரச்சனை உடையவர்களும் நீந்தலாம்.

20 முதல் 40 நிமிடங்கள் வரை நீந்தும்போது, இதயத் துடிப்பு மேம்படுகிறது. ரத்த ஓட்டத்தைச் சீராக்கி, இதய நோய்கள் ஏற்படும் சாத்தியங்களைக் குறைக்கும். அதிக அளவில் கலோரிகள் எரிக்கப் படும்; எனவே எடைக்குறைப்பு தானாக ஏற்படும்.

உடலின் பல தசைகளும் ஒரே சமயத்தில் பயிற்சி பெறும்; எனவே அவை வலிமை பெறும். வளைந்து நிமிர்ந்து செயலாற்றும் நெகிழ்வுத் தன்மையை உடல் எளிதாகப் பெறும். படபடப்பும், அழுத்தமும் இல்லாத சுகமான மனநிலை கிடைக்கும். காயங்கள் ஏற்பட்டதனால் உண்டாகும் வலியினைக் குறைக்கும் ஆற்றலும் நீச்சலுக்கு உண்டு. குறிப்பாக மூட்டு வலி நிவாரணி என்றே நீச்சலைச் சொல்லலாம்.

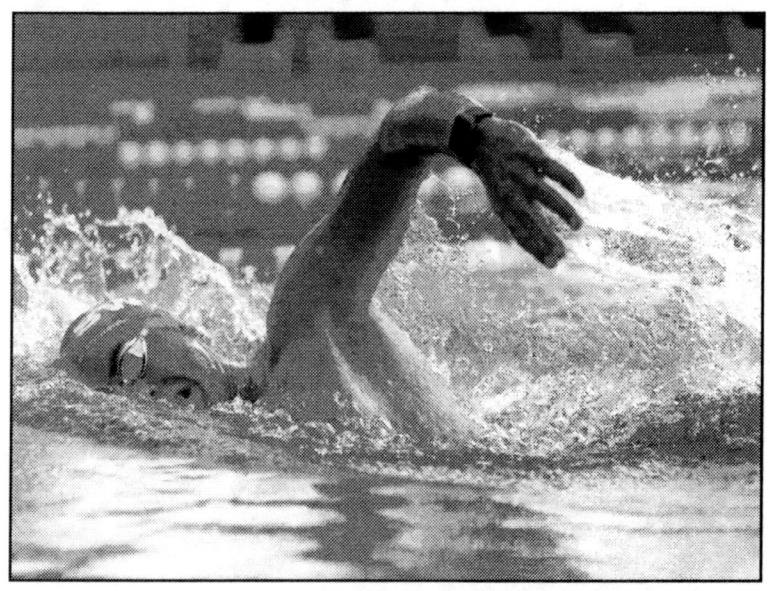

நீச்சலிலும் பல வகைகள் உள்ளன. மகிழ்ச்சிக்காகவும், பொழுது போக்குக்காகவும் சிலர் நீந்துவார்கள். போட்டிகளில் கலந்து கொண்டு நீந்துவது சிலரின் விருப்பத் தேர்வாக இருக்கும்.

உடலைக் கட்டுக்கோப்பாக வைத்திருக்கச் சிறந்ததொரு பயிற்சி என்ற கோணத்தில் சிலர் நீச்சலை மேற்கொள்வதும் உண்டு. ஏரோபிக் வகையான உடற்பயிற்சி தேவை என்பவர்களின் முதல் சாய்ஸ் நீச்சல்தான். பல்வேறு விதமான போட்டிகளில் கலந்து கொள்ளத் தேவையான உடல் தகுதி பெற விரும்புபவர்கள் நீச்சல், சைக்ளிங் மற்றும் ஓட்டம் ஆகிய முக்கூட்டுப் பயிற்சிகளையும் மேற்கொள்வார்கள். இவ்வகைப் பயிற்சிகளை 'ட்ரையத்லான் ட்ரெயினிங்' என்பார்கள்.

நீச்சலை யார் வழிகாட்டுதலும் அருகாமையும் இல்லாமல் தாமாகவே ஒருபோதும் கற்றுக் கொள்ள முயற்சிக்காதீர்கள். உரிய பயிற்சியாளரிடம் முறையாகப் பயில வேண்டிய கலை இது. ஆரம்பத்தில் ரப்பர் மிதவை போன்ற பாதுகாப்பு உபகரணங்கள் அவசியம் தேவை.

நீந்துவதற்கு முன்னர் நீச்சல் குளம் பாதுகாப்பானதாகவும், கிருமி நாசினிகளால் தூய்மை செய்யப்பட்டதாகவும், நன்கு பராமரிக்கப்படுவதாகவும் இருப்பதை உறுதி செய்து கொள்ளுங்கள்.

கடல் போன்ற நீர் நிலைகளில் நீந்தும்போது அலைகள் கொந்தளிப்பாக மோதும் சமயங்களிலும், இடி - மின்னல் தொடர்ந்து இருக்கும் போதும் அதிக வேகத்துடன் காற்றும் வீசும் பருவ காலங்களிலும் நீச்சலைத் தவிர்த்தாக வேண்டும்.

நீச்சல் குளங்களில் நீந்தும்போது அங்கே கடைப்பிடிக்க வேண்டிய நீச்சல் விதிமுறைகளை அவசியம் பின்பற்றவும். பயிற்சி முடித்ததும் நிறையத் தண்ணீர் குடிக்க வேண்டும். தேவையானபோது இடையிடையே ஓய்வெடுக்கலாம்.

நீச்சலில் பல பாணிகள் (styles) உள்ளன. ஃப்ரீ ஸ்டைல், பேக் ஸ்ட்ரோக், ப்ரஸ்ட் ஸ்ட்ரோக், பட்டர்ஃப்ளை, சைட் ஸ்ட்ரோக், எலிமென்டரி பேக் ஸ்ட்ரோக் என்பன அவற்றுள் சிலவாகும்.

ஒலிம்பிக் பந்தயங்களில் நீச்சல் போட்டிகள் மிக முக்கியமானவை ஆகும்.

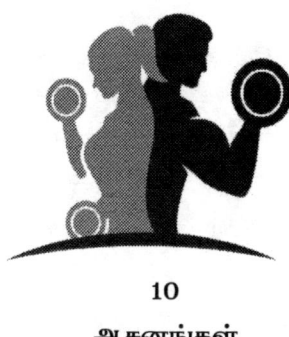

10
ஆசனங்கள்

யோகா பயிற்சியில் ஆசனங்கள் என்பது முக்கியமான அம்சம். யோகா செய்யும்போது இவை நமது உடல் இருக்க வேண்டிய அமைப்பு நிலைகளைக் குறிக்கும். வலிமையை அதிகரிக்கவும், உடலின் சமநிலையைப் பேணவும், தசைகளை நீட்டி மடக்கவும் ஆசனங்கள் உதவுகின்றன.

வடமொழியில் 'ஆசனம்' என்றால் உடல் இருக்கும் நிலை என்று பொருள். யோகாவில் பல விதமான ஆசனங்கள் உள்ளன. அவற்றில் சில தசைகளுக்கு வலிமை சேர்ப்பனவாக இருக்கும்; வேறு சில மூச்சுப் பயிற்சியளிப்பனவாக இருக்கும்; இன்னும் சில உடலின் குறிப்பிட்ட சில பாகங்களுக்கு நெகிழ்வுத் தன்மையை மேம்படுத்த உதவும்.

உடல் மற்றும் மன ஆரோக்கியத்துக்கு மிக உதவியாக ஆசனங்கள் இருக்கும். மன அழுத்தம் குறையவும், கவனச் சிதறல் இன்றிப் பணிகளை மேற்கொள்ளவும் உதவும்.

ஆசனங்களைச் செய்வதற்கு முன்னர் பின்வருவனவற்றைக் கருத்தில் கொள்வது முக்கியம்.

உங்கள் உடல் சொல்வதை உணருங்கள்; உடலை வருத்திக் கொண்டு எதையும் செய்தல் கூடாது; ஏதாவது உங்களை பாதிப்பது போல நீங்கள் உணர்ந்தாலோ அல்லது அசௌகரியமாக உணர்ந் தாலோ அந்த ஆசனத்தை மேற்கொள்வதை நிறுத்தி விடுங்கள்.

நீங்கள் வசதியாக உணராத ஒரு நிலையை வற்புறுத்திச் செய்யா தீர்கள். அதற்கு மாறாக வேறு ஆசனங்களைச் செய்ய முயலுங்கள்.

- ❖ உடம்பு சரியில்லாதபோதோ அல்லது, காயம்பட்டிருக்கும் போதோ ஆசனங்களை மேற்கொள்ளக் கூடாது. தவறாக அப்படிச் செய்தால் கூடுதலாகப் பிரச்சனைகள் தோன்றக்கூடும்.
- ❖ இடையிடையே நிறுத்தாமல் தொடர்ந்து ஆசனங்களைச் செய்வதே மிகுந்த பயனளிக்கும்.

ஆசனங்களின் வகைகள் :

ஆசனங்களில் பல வகைகள் இருந்தாலும் அவற்றுள் முக்கியமான சில :

- ❖ முன்னோக்கி வளைதல் (எடுத்துக்காட்டு: உத்தனாஸனா Uttanasana நிலை)
- ❖ பின்னோக்கி வளைதல் (எ.கா. உர்த்வ தனுராசனா Urdhva Dhanurasana)
- ❖ திருப்புதல் (எ.கா. அர்த மத்ஸ்யேந்திராசனா Ardha Matsyendrasana)
- ❖ தலைகீழாகுதல் (எ.கா. சலம்பா சர்வாங்காஸனா Salamba Sarvangasana)

இவை தவிர தோளுக்குப் பயிற்சியளிக்கும் சதுரங்க தண்டாஸனா, (Chaturanga dandasana), இடுப்புக்கு உறுதியளிக்கும் விராபத்ராஸனா (Virabhadrasana) போன்றனவும் உண்டு.

ஆசனங்களைக் கற்பதற்குப் பொறுமையும் மென்மையான உத்தி களும் மிகவும் அவசியம். உடலை மிக அதிகமாக வருத்திக் கொள்ளக்கூடாது.

ஒரே சமயத்தில் பல ஆசனங்களை மேற்கொள்வதைவிட, ஒன்றன் பின் ஒன்றாகக் கற்றுக்கொள்தல் நல்லது.

ஒருபோதும் உங்களை மற்றவர்களோடு ஒப்பிட்டுப் பார்க்கா தீர்கள். ஒவ்வொருவரின் செயல் வேகமும் வேறுபடும் என்பதை மனதில் இருத்துங்கள். ஏதேனும் உதவி தேவைப்பட்டால் கேட்கத் தயங்காதீர்கள்.

தகுந்த பயிற்சியாளரின் மேற்பார்வையில் ஆசனங்களைக் கற்றுக் கொள்வதே சிறந்தது.

❐

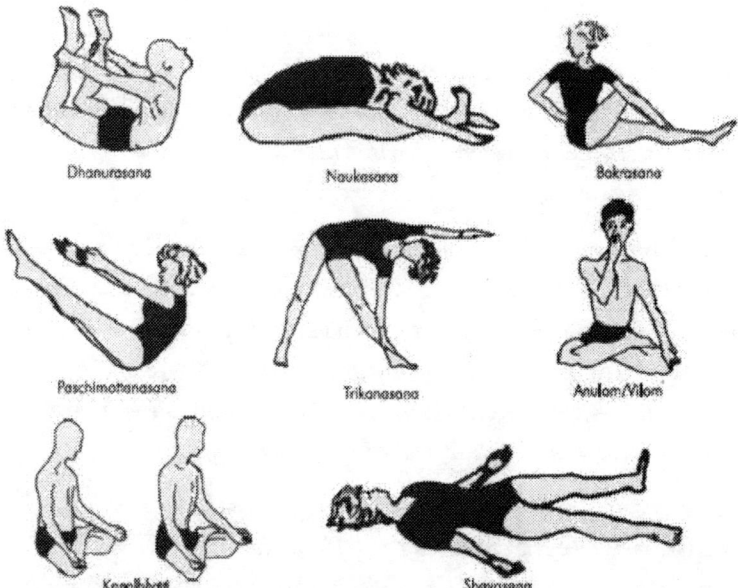

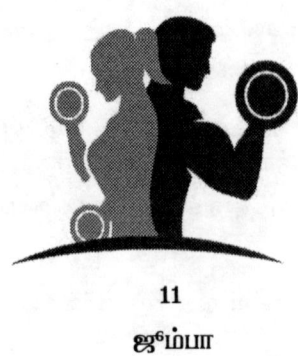

11
ஜும்பா

நடனமும், உடற்பயிற்சியும் ஒருங்கிணைந்த ஒரு செயல் பாட்டுக்கு, 'ஜும்பா' (Zumba) என்று பெயர். உடற்பயிற்சியின் களைப்புத் தெரியாமல் - ஆனால் அதே சமயம் - உடற்பயிற்சியின் அனைத்துப் பலன்களையும் ஜும்பா மூலம் பெறலாம். இது கொழுப்பைக் குறைக்க உதவும் சிறந்ததொரு பயிற்சியாகும். கொலம்பிய உடற்பயிற்சி மற்றும் நடன அசைவுகளை அடிப்படை யாகக் கொண்டது.

கரீபியன் தீவுப் பகுதிகளில் பிரபலமாக உள்ள சோகா, தென் அமெரிக்க மெரிங்யு மற்றும் சாம்பா நடன வகைகளின் அம்சங் களும் இதில் கலந்திருக்கும். தற்காப்புக் கலை அசைவுகளும், பாடல் வரிகளுக்கேற்ற நடன முத்திரைகளையும் ஜும்பா ஒருங்கே கொண்டிருக்கும். ஆண்டுதோறும் 1,20,00,000 மக்கள் ஜும்பா வகுப்புகளில் உலகெங்கும் பயிற்சி பெற்று வருகிறார்கள்.

நடன அமைப்பாளரும், உடற்பயிற்சி ஆசிரியருமான ஆல்பெர்ட்டோ பீட்டோ பெரெஸ் என்பவரால் 1990களின் மத்தியில் ஜும்பா உருவாக்கப்பட்டது. 2001ஆம் ஆண்டு இந்தப் புதிய வடிவத்துக்கு

'ஜும்பா' எனப் பெயரிட்டார். குறிப்பாக எந்த அர்த்தமும் அந்த வார்த்தைக்கு இல்லை. அதன் பின்னர் உலகெங்கும் உள்ள உடற் பயிற்சிக்கூடங்களில் அது புகழ்பெறத் தொடங்கியது.

கலோரிகளை எரிக்கும் ஆற்றல் கொண்டது ஜும்பா. எல்லா வயதினருக்கும் ஏற்றது; பலவிதமான உடல் அமைப்புக் கொண்டவர்களும் இதை மேற்கொள்ளலாம்.

வெறுமனே ட்ரெட்மில் ஒன்றில் பயிற்சியை மேற்கொள்வதைவிட நடனமாடிக் கொண்டே பயிற்சி மேற்கொள்வது பலரையும் ஈர்த்திருக்கிறது.

பயிற்சியாளர் சொல்லிக் கொடுப்பதைப் பார்த்தும் ஜும்பா மேற் கொள்ளலாம். அல்லது முறையான வீடியோக்களையும் பின்பற்ற லாம். நாளொன்றுக்குக் குறைந்தது 50 நிமிடங்கள் ஜும்பா பயிற்சி மேற்கொள்வது நல்லது. ஜும்பா அகாடமி, பயிற்றுநர்களுக்கு முறையாகச் சான்றிதழ் வழங்குகிறது. முதியவர்கள் மற்றும் அறிமுக நிலையில் இருப்பவர்கள் ஆகியோருக்கு, அவர்களுக்கு ஏற்ற விதத்தில் ஜும்பா பயிற்சியினை உரிய பயிற்றுநர்கள் அளிப்பார்கள்.

❐

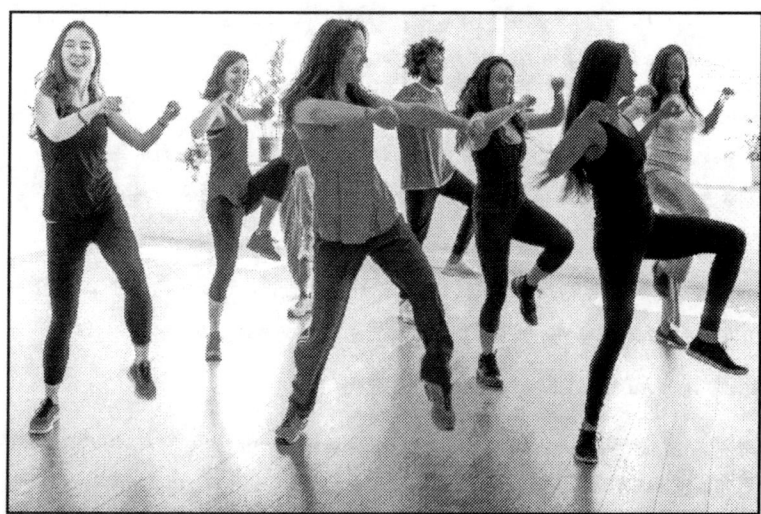

12

ரேடியோ டாய்ஸோ

ஜப்பானில் வசிக்கும் நீண்ட ஆயுளைக் கொண்ட மக்கள் தினந்தோறும் உடற்பயிற்சி செய்கிறார்கள். உலகத்தில் நீண்ட காலம் உயிர்வாழ்வோர் வசிக்கும் பகுதிகளை, 'ப்ளூ ஜோன்' (Blue zone) என்பார்கள். ஓகினாவா பகுதியில் நூறாண்டைக் கடந்து வாழ்வோர் மிக அதிகம் இருக்கிறார்கள். அவர்களது நீண்ட ஆயுளுக்கான ரகசியம்தான் என்ன?

'Ikigal: The Japanese Secret to a long and Happy Life' என்ற புத்தகத்தில் அதன் ஆசிரியர்கள், ஓகினாவாவில் வசிக்கும் 100க்கும் அதிகமான மிக மூத்த குடிமக்களுடன் உரையாடிப் பல விவரங்களைச் சேகரித் திருக்கிறார்கள்.

நீண்ட மகிழ்ச்சியான ஆயுளானது உடற்பயிற்சியின்றி சாத்திய மில்லை என்பது நூறாண்டைக் கடந்தவர்களின் கருத்து.

ரேடியோ டாய்ஸோ :

அவர்கள் அனைவரும் கடந்த சில பத்தாண்டுகளாகப் புழக்கத்தில் இருந்து வரும், 'ரேடியோ டாய்ஸோ' என்ற பிரபலமான உடற்

பயிற்சியைச் செய்து வருவதாகக் குறிப்பிட்டிருக்கிறார்கள். 'ரேடியோ டாய்ஸோ' என்றால் என்ன?

மெதுவாக உடல் பாகங்களை அசைப்பதுதான் இந்தப் பயிற்சியின் அடிப்படை. பல நிலைகளிலும் உடல் பாகங்களை வளைத்தும், உடலை நிமிர்த்தியும் செய்யப்படும் இந்தப் பயிற்சி உங்கள் நாளைச் சிறப்பாக ஆரம்பிக்க உதவுகிறது.

இந்தப் பெயர் எங்கிருந்து வந்தது?

'ரேடியோ டாய்ஸோ' என்றால் 'ரேடியோ உடற்பயிற்சி' என்று அர்த்தம். 1929ஆம் ஆண்டில் ரேடியோ மூலம் இந்தப் பயிற்சிக்கான வழிமுறைகளை ஒலிபரப்பியதால் இந்தப் பெயர் ஏற்பட்டிருக்கிறது.

இதை எப்படிச் செய்வது?

புத்தகத்தில் அதன் ஆசிரியர்கள் விவரித்துள்ளதுபோல உங்கள் தோள்களைத் தலைக்கு மேல் தூக்கிப் பின்னர் ஒரு சுழற்றுச் சுழற்றி, இயல்பு நிலைக்குக் கொண்டுவர வேண்டும். இதே போலப் பல விதங்களிலும் உடல் பாகங்களை அசைத்துப் பயிற்சி தர வேண்டும். இதைக் குழுக்களாகச் செய்யலாம்.

பயிற்சியாளர்களுக்குள் ஒற்றுமையை உருவாக்குவது ரேடியோ டாய்ஸோவின் லட்சியம். அதனால்தான் இது பள்ளிகளிலும் தொழிற்சாலைகளிலும் கடைப்பிடிக்கப்படுகிறது. இன்றைக்கும் ரேடியோ டாய்ஸோ ஒலிபரப்பாகிறது.

தினசரி காலை 6.30 மணிக்கு ரேடியோ டாய்ஸோ பயிற்சிக் குறிப்புகள் ஜப்பானின் மிகப் பழமையான ஒலிபரப்பு நிலையமான NHK ரேடியோவில் ஒலிபரப்பாகின்றன என்று இந்தப் பயிற்சிக் கெனப் பிரத்தியேகமாக உள்ள இணைய தளம் ஒன்று தெரிவிக்கிறது.

13
நடைப் பயணம்

உலகெங்கும் பல மக்கள் நடைப் பயணம் என்பதை மிகவும் விரும்புகிறார்கள். மகிழ்ச்சிக்காகவும், பொழுதுபோக்குக்காகவும், சமயம் சார்ந்த வேண்டுதல்களுக்காகவும், சாகசம் புரிவதற்காகவும் பல்லாயிரக்கணக்கான நபர்கள் இதில் ஈடுபடுகின்றனர்.

சமூக, கலாச்சார தொழில்நுட்ப மாறுதல்களுக்கும் இது ஆளாகி யிருக்கிறது. வனங்களுக்குள் மேற்கொள்ளும் ட்ரெக்கிங், மலை யேறுதலைக் குறிக்கும் மவுன்டன் கிளைம்பிங் எனப் பல வடிவங் களும் நடைப்பயணத்தில் அடக்கம்.

நடைப்பயணம் எனப் பொருள் தரும் hiking என்ற ஆங்கில வார்த்தையானது, பத்தொன்பதாம் நூற்றாண்டில் உருவாகியிருக் கிறது. எங்கே உருவானது என்று சரியாகத் தெரியவில்லை. 'yike' என்றால் வேகமாக நடத்தல் என்று அர்த்தம். அதிலிருந்து hiking தோன்றியிருக்கலாம் என ஆராய்ச்சியாளர்கள் கருதுகிறார்கள். 1736 ஆம் ஆண்டில் இந்த வார்த்தை புழக்கத்துக்கு வந்திருகிறது. 1809 ஆம் ஆண்டு முதன் முதலில் இந்த வார்த்தை, 'hyke' என ஆவணப்படுத்தப் பட்டிருக்கிறது.

சமயம் சார்ந்த சுற்றுலாக்களில் நடைப் பயணம் என்பது ஓர் அங்கமாகவே இருந்திருக்கிறது. நெடுந்தூர நடையை பக்தர்கள் விரும்பி மேற்கொண்டிருக்கிறார்கள். பொதுவாக சமயத் தலைவர் ஒருவரின் காலடிச் சுவடுகளைப் பின்பற்றித் திருத்தலங்களுக்குப் புனிதப் பயணம் மேற்கொள்வது வழக்கம்.

பண்டைக் காலத்தில் மேற்கொள்ளப்பட்ட நெடுந்தூர நடைப் பயணங்கள் பலவும் இன்றளவும் அதே பாதையில் மேற்கொள்ளப் பட்டு வருகின்றன. வரலாற்றைப் போற்றவும், இதற்கு முன் பயணம் மேற்கொண்ட பயணிகளுக்கு மரியாதை செலுத்தவும், ஆன்மிக அனுபவம் பெறவும் இந்தப் பயணங்களை பக்தர்கள் மேற்கொள் கின்றனர்.

1700களில் நெடுந்தூர நடைப் பயணம் என்பது பொழுதுபோக்கு நடைமுறையாக ஐரோப்பாவில் தொடங்கியது. அதற்கு முன்பு வரையிலும் அதிக தூரம் நடந்து செல்வது என்பது ஏழ்மை மற்றும் வீடில்லாதவர்களுக்கே உரியது என்று கருதினார்கள். அதைத் தவிர்க்கவும் செய்தார்கள். ஆனால் காலப் போக்கில் பதினெட்டாம் நூற்றாண்டின் இறுதியில் இந்த எண்ணம் முற்றிலும் மாறியது.

தொழிற்புரட்சி மற்றும் நகரமயமாக்கலின் விளைவாகக் கலைஞர்கள், எழுத்தாளர்கள், இசைவாணர்கள் மற்றும் அறிவு ஜீவிகள் போன்றோர் இயற்கை, மனித உணர்வுகள், மற்றும் தனித்துவம் ஆகியவற்றைச் சிறந்தனவெனக் கருதினார்கள். அதன் விளைவாகத் தூய்மைக்கேடு பெருகிய ஜன சந்தடிமிக்க இடங்களை விட்டு நீங்கி, இயற்கையோடு இயைந்த பகுதிகளுக்குச் செல்ல முற்பட்டார்கள். அதற்கு நடைப் பயணங்கள் பெரிதும் பயன் பட்டன.

கிராமப்புறங்களில் நடப்பது என்பது வறுமையின் அடையாளம் என்பது மாறி, செல்வந்தர்கள் மற்றும் உயர்குடி மக்களின் விலை யுயர்ந்த பொழுதுபோக்கு என்ற நிலை ஏற்பட்டது.

இதற்கெனவே ஐரோப்பாவிலும், வட அமெரிக்காவிலும் பல மன மகிழ் மன்றங்கள் (கிளப்) தோன்றின. இவை நடை ஆர்வலர்களை

ஒன்றிணைத்து, இயற்கை எழில் கொஞ்சும் இடங்களுக்குக் குழுவாக நடந்து செல்ல ஏற்பாடு செய்தன.

தற்போது லட்சக்கணக்கான மக்கள் தங்களது ஓய்வு நேரத்தை நெடுந்தூர நடைப் பயணங்களில் செலவிடுகின்றனர். அமெரிக்காவில் மட்டும் ஆண்டுதோறும் 50 மில்லியன் மக்கள் நடைப் பயணத்தை மேற்கொள்கின்றனர். நடைப் பயணங்கள் பிரபலமாவதற்கு சமூக ஊடகங்களும் முக்கியக் காரணமாகும்.

கோவிட் பரவிய காலத்தில், உடற்பயிற்சிக் கூடங்கள் போன்றவற்றில் பயிற்சி மேற்கொள்வதைவிடத் தூய்மையான வெளியிடங்களில் காலாற நடப்பது மேல் என்ற எண்ணத்தினாலும் பலர் நடைப் பயணங்களை மேற்கொண்டனர்.

நீங்களும் வாய்ப்புக் கிடைக்கும்போது குழுவாக இயற்கைச் சூழல் மிக்க பகுதிகளில் நடைப் பயணங்களை மேற்கொள்ளலாமே!

❑

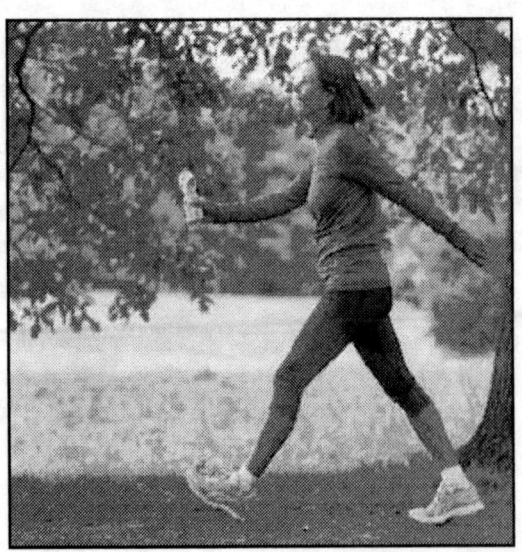

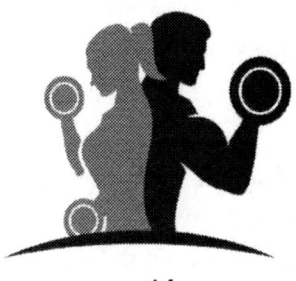

14
ட்ரெட் மில் (Treadmill)

உடற்பயிற்சி போல பலன்கள் பலவும் தருவது நடைப்பயிற்சி. நல்ல சுற்றுச் சூழல், உகந்த நேரம், நடப்பதற்கேற்ப அமைந்திருக்கும் பாதுகாப்பான நடைபாதைகள் போன்றன அமைவது மிகவும் முக்கியம். ஆனால் இவையெதுவும் இன்றி, ஓர் அறைக்குள்ளேயே நடைப்பயிற்சி மேற்கொள்ள உதவும் கருவிதான் 'டிரெட்மில்'.

ஒரு சிறிய நீள் செவ்வகமான மேடை; அதில் இருபுறமும் பிடித்துக் கொள்ள இரு கைப்பிடிகள்; அதில் நின்று கொண்டு பொத்தானை அழுத்தினால் மேடையின் கீழிருக்கும் உருளைகள் பெல்ட்டால் இயக்கப்பட்டு, உருள ஆரம்பிக்கும். நம் உடல் இருந்த இடத்தி லேயே இருக்கும். ஆனால் கால்கள் எட்டி நடைபோடும்.

மின்சாரத்தால் இயங்கும் டிரெட்மில் கருவிகளில் நம்முடைய நடையின் வேகத்தைக் கூட்டவும், குறைக்கவும் முடியும். நாம் நடக்கும் வேகம் என்ன, நடந்து கடந்த தப்படிகள் (steps) எத்தனை, உண்மையில் நடந்திருந்தால் கடந்திருந்திருக்கக் கூடிய தூரம் எவ்வளவு, இந்த நடைப் பயிற்சி மூலம் நாம் செலவழித்த கலோரிகள் எத்தனை என்பன போன்ற அனைத்து விவரங்களும் டிஜிட்டலில்

துல்லியமாக நம் முன்னே இருக்கும் திரையில் காட்டப்படும். பயிற்சியின்போதே இசையைக் கேட்டுக் கொண்டே நடக்கும் வசதியும் உண்டு.

பெல்ட் வேகமாக சுற்றிக்கொண்டிருக்கும்போது டிரெட் மில்லில் ஏறக்கூடாது. இன்னும் சில டிரெட்மில் கருவிகளை இயக்க மின்சாரம் தேவைப்படாது. கைப்பிடிகளைப் பிடித்துக் கொண்டு நடைமேடையின் மீது நம் விருப்பத்துக்கேற்ற வேகத்தில் நடந்து கொள்ளலாம். விலையும் மலிவாக இருக்கும்.

மருத்துவ ரீதியாக இதயம் மற்றும் நுரையீரல் வியாதிகளைப் பற்றிக் கண்டறியவும் ட்ரெட்மில் பயனாகிறது. இதற்கான கருவியை வாஷிங்டன் பல்கலைக் கழகத்தின் *ராபர்ட் ப்ரூஸ் மற்றும் வேய்ன் குவின்டன்* ஆகியோர் இணைந்து 1952ல் கண்டுபிடித்தனர்.

ஆனால் இருநூறு ஆண்டுகளுக்கு முன்னரே இங்கிலாந்தின் சிறை களில் மறுவாழ்வு அளிக்கும் கருவி என்ற வகையில் இது பயனாகி யிருக்கிறது. சிறைவாசிகளை வியர்வை சிந்தவைக்கும் ஓர் உத்தி யாகவே இது பயன்பட்டிருக்கிறது. அதே சமயம் இத்துடன் இணைந்த துணைக் கருவிகள் மூலம் சிறைக் கிணறுகளில் நீர் இறைக்கவும் முடிந்திருக்கிறது.

அதிகப்படியான கலோரிகளை எரித்து உடலின் எடையைக் குறைக்க வும், நுரையீரல்களுக்கு சுவாசப் பயிற்சி அளிக்கவும், இடுப்புக்குக் கீழான பகுதிகளுக்கு வலிமையளிக்கவும் டிரெட் மில் கருவி பயனாகிறது.

நாம் இப்போது பயன்படுத்தும் ட்ரெட்மில் ஆரம்பத்தில் இது போலத் தோற்றம் உடையதாக இருக்கவில்லை. பலவித மாற்றங் களையும் அடைந்து வந்திருக்கிறது. வீடுகளிலும், உடற்பயிற்சிக் கூடங்களிலும் இப்போது பயன்படுத்தப்பட்டு வரும் ட்ரெட்மில், வில்லியம் ஸ்டாவ்ப் என்னும் பொறியாளர் ஒருவரால் கண்டு பிடிக்கப்பட்டதாகும். இவருக்குத் தூண்டுகோலாக இருந்தது 1968ஆம் ஆண்டு கென்னத் ஹெச்.கூப்பர் என்பவரால் எழுதப்பட்ட ஒரு புத்தகம். அதன் பெயர், 'ஏரோபிக்ஸ்'. அந்தப் புத்தகத்தில், வாரத்துக்கு நான்கு முதல் ஐந்து முறை தலா எட்டு நிமிடங்கள்

ஒருவர் ஓடினால் அவரது உடல் நலம் மேம்படுகிறது என எழுதியிருந்தார்.

அந்தக் காலகட்டத்தில் வீட்டுப் பயன்பாட்டுக்கு என சகாயமான விலையில் ட்ரெட்மில் எதுவும் சந்தையில் இல்லை. எனவே தமது சொந்த உபயோகத்துக்காக, தாமே ஒரு ட்ரெட்மில்லை வடிவமைக்க 1960களின் கடைசியில் ஸ்டாவ்ப் முடிவெடுத்தார். அப்படியே முதல் ட்ரெட்மில்லை உருவாக்கவும் செய்தார். அதற்கு 'பேஸ் மாஸ்டர் 600' எனப் பெயரையும் சூட்டினார். அதன் மாதிரியை கூப்பருக்கு அனுப்பி வைத்தார். அவர் உடற்பயிற்சிக் கருவிகள் விற்பனை செய்பவர்களுக்கு அதை அறிமுகப்படுத்தி வைத்தார்.

பின்னர் ஸ்டாவ்ப் நியூஜெர்ஸியில் இருக்கும் கிளிஃப்டன் என்னுமிடத்தில் உள்ள தமது தொழிற்கூடத்தில் வணிகரீதியாக ட்ரெட்மில் கருவிகளைத் தயாரிக்கத் தொடங்கினார்.

இப்படியான வரலாறுகளை உள்ளடக்கியதுதான் ட்ரட்மில்!

◘

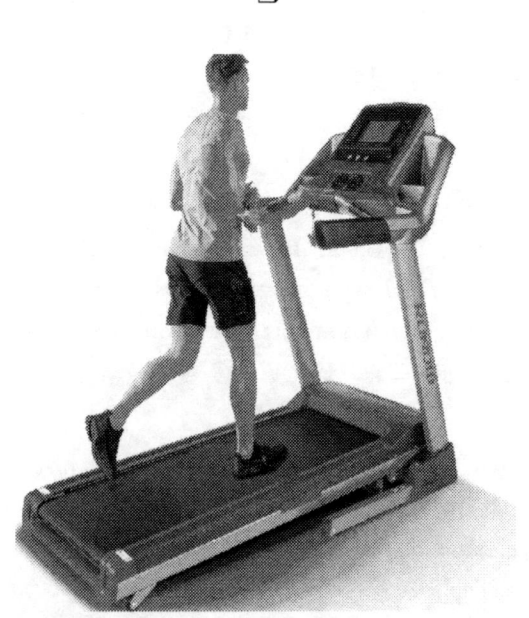

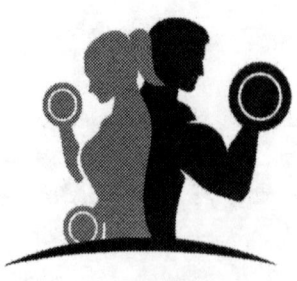

15
நடைப்பயிற்சி Vs ட்ரெட்மில்

நடைப்பயிற்சி என்பது மிக எளிதான ஓர் உடற்பயிற்சி. இதய நோய்கள், பக்கவாதம், உயர் ரத்த அழுத்தம், புற்றுநோய் மற்றும் சர்க்கரை வியாதி போன்றன வரும் சாத்தியங்களை இது பெரு மளவில் குறைக்கிறது. அத்துடன் நமது மனநிலையில் உற்சாகத்தை யும், நினைவாற்றல் மேம்பாட்டையும் அளிக்கிறது.

இப்படிப்பட்ட நடைப்பயிற்சியை வீட்டுக்கு வெளியே வந்து பூங்காக்களிலும், மைதானங்களிலும் பலர் மேற்கொள்வதைப் பார்த்திருப்பீர்கள். அதேபோல ஓர் அறைக்குள்ளேயே இருந்து கொண்டு ட்ரெட்மில் என்னும் நடைப்பயிற்சி எந்திரத்தின் மூலமும் சிலர் நடப்பார்கள். இரண்டின் அடிப்படையும் ஒன்றுதான் என்றாலும் இரண்டுக்கும் இடையே வேறுபாடுகளும் இருக்கத்தான் செய் கின்றன.

காற்றின் எதிர்ப்பு விசை : வெளியே நடைப்பயிற்சியை மேற் கொள்ளும்போது காற்றை எதிர்த்து உங்கள் நடை அமையும். அதற்காக உங்கள் உடல் கூடுதலாக உழைக்கும்; அதிகக் கலோரி களும் எரிக்கப்படும். ஆனால் ட்ரெட்மில்லில் பயிற்சியை மேற்

கொள்ளும்போது காற்றை எதிர்க்கும்படியான செயல்பாடு நிகழ்வ தில்லை. எனவே எரிக்கப்படும் கலோரிகளும் குறைவே ஆகும்.

நடைக் களத்தில் உள்ள மாறுபாடு : வெளியே நடக்கும்போது நடந்து கடக்கும் பகுதி ஏற்றத் தாழ்வுகள் உள்ளதாகவும், வளைவு நெளிவுகள் கொண்டதாகவும் இருக்கும். அதனால் உடலின் பல விதத் தசைகளுக்கும் வேலையிருக்கும். ஆனால் ட்ரெட்மில்லின் நடைக் களம் ஒரே சீரானதாக - தட்டையானதாக இருக்கும். அங்கே குறிப்பிட்ட சில தசை அசைவுகளுக்கு மட்டுமே இடமுண்டு.

இயற்கையான அசைவுகள் : வெளியில் நடக்கும்போது எட்டு வைக்கும் பாணி, ஒவ்வொரு கால் நகர்வுக்கும் இடையே உள்ள தூரம் மற்றும் நேரம் போன்றன இயற்கையாகவே மாறுபடும். ஆனால் ட்ரெட்மில்லின் நடையின் வேகம் சீரானது; செயற்கை யானது; ஒப்பீட்டளவில் அதிகத் தசைகள் நடையின்போது பயன் படுத்தப்படுவதில்லை.

உளவியல் காரணிகள் : ட்ரெட்மில்லில் நடப்பதைக் காட்டிலும் வெளியில் நடப்பதையே மகிழ்ச்சியானதாகப் பலரும் உணரு கிறார்கள். மன அமைதி, மன அழுத்தம் நீங்குதல் ஆகியன வெளி நடைப்பயிற்சியில் கூடுதலாகக் கிடைகின்றன. தூய்மையான காற்றைச் சுவாசித்துக் கொண்டு, இயற்கைக் காட்சிகளையும் எதிரே தென்படும் மனிதர்களையும் கவனித்துக் கொண்டோ, ரசித்துக் கொண்டோ நடப்பதில் இருக்கும் சுகம் ட்ரெட்மில் நடைப்பயிற்சி யில் இல்லையென்பதே பலரின் கருத்தாகும்.

அளவீட்டுச் சிக்கல்கள் : ஒவ்வொரு ட்ரெட்மில்லும் உங்கள் நடையின் அளவு, வேகம் மற்றும் எரிக்கப்பட்ட கலோரிகளின் அளவு ஆகியனவற்றை வெவ்வேறாகக் கணிக்கக்கூடிய வாய்ப்பிருக் கிறது. வெளியே நடப்பதில் இந்தச் சிக்கல் எழாது.

பாதுகாப்புக் காரணிகள் : வெளியே நடப்பதைவிட ஓர் அறைக் குள்ளே நடப்பது அதிகப் பாதுகாப்பானது என்பதும் நிஜமே!

❐

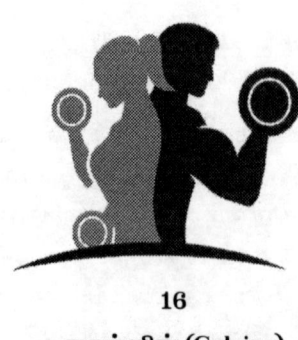

16

சைக்ளிங் (Cylcing)

1817ஆம் ஆண்டு, பேரன் கார்ல் வோன் ட்ரைஸ் என்பவரால் முதல் சைக்கிள் உருவாக்கப்பட்டது. இதை அப்போது 'லாஃப்மச்சின்' என்று அழைத்தார்கள். அந்த வார்த்தைக்கும், 'ஓடும் எந்திரம்' என்று அர்த்தம்!

இதில் மரச் சட்டம் ஒன்றும் அதில் பொருத்தப்பாட்ட மரச் சக்கரங்கள் இரண்டும் தோலால் மூடப்பட்ட டயர்களும் இருந்தன. சக்கரங்களில் இரும்புக் கம்பிகளும் உண்டு. ஓட்டுபவர் காலால் உந்தித் தள்ளிக்கொண்டு போவார். பெடல்களோ, ஹேண்டில் பாரோ, பிரேக்குகளோ அதற்கு இல்லை!

இவர் மான்ஹெய்ம் நகரில் 1817லும், பாரிசில் 1918லும் தமது கண்டு பிடிப்பை அறிமுகப்படுத்தினார். இவரை, 'சைக்கிள்களின் தந்தை' என்பார்கள்.

1860களில் ஃபிரான்ஸ் நாட்டைச் சேர்ந்த பியர்ரி மைக்காஸ் மற்றும் பியர்ரி லால்லமெண்ட் என்ற இருவர் சைக்கிளுக்குப் பெடல்களை உருவாக்கினார்கள்.

1839 இதில் இன்னும் முன்னேற்றமான மாற்றங்களை ஸ்காட்லாந்து நாட்டைச் சேர்ந்த கிர்க்பேட்ரிக் மேக்மில்லன் என்ற இரும்புப் பட்டறைக் கொல்லர் ஒருவர் செய்தார்.

தற்போது மொத்த மக்கள் தொகையில் 50% பேர் சைக்கிள் ஓட்டத் தெரிந்தவர்கள் என்கிறது ஒரு புள்ளி விவரம். பெரும்பாலான தபால்காரர்களும் வட இந்தியாவில் அலுவலகங்களில் பணிபுரி பவர்களுக்கு வீட்டுச் சாப்பாட்டைக் கொண்டு போய்க் கொடுக்கும் 'டப்பாவாலா' என்பவர்களும் அதிகமாகப் பயன்படுத்துவது சைக்கிள்களைத்தான். உலகப் போர்களின்போது படை வீரர்கள் ஓரிடத்தில் இருந்து மற்ற இடங்களுக்குச் செல்ல உதவுவதிலும் சைக்கிள் பெரும் பங்காற்றியிருக்கிறது.

இந்த சைக்கிள் போக்குவரத்து சாதனம் மட்டும் அல்ல; சிறந்த உடற்பயிற்சிக் கருவியும்கூட. உடல் மற்றும் மன நலனைப் பேணு வதில் முக்கியப் பங்கு இதற்கு உண்டு.

சைக்கிளைத் தொடர்ந்து ஓட்டுவதால் இதய நலன் பாதுகாப்ப டையும்; மாரடைப்பு, ரத்த நாளங்களில் கொழுப்புப் படிதல் போன்றன தடுக்கப்படும்; அதிக அளவில் கலோரிகள் எரிக்கப்படும்; அதனால் எடைக் குறைப்பும், உரிய எடையில் உடலைத் தொடர்ந்து வைத்திருப்பதும் எளிது.

சைக்கிள் ஓட்டும்போது பல தசைகளிலும் இயக்கங்கள் நடைபெறு வதால் அவை வலிமை பெறும். மன அழுத்தம், மன இறுக்கம், படபடப்பு போன்றன குறைந்து புத்துணர்ச்சி கிடைக்கும்; சைக்கிளால் மாசுக்கேடு ஏற்படாது; கார்பன் உமிழ்வும் நடைபெறாது. எனவே சுற்றுச்சூழலுக்கு உகந்தது.

தசை நாண்களில் குறைந்த அளவே தாக்கத்தை ஏற்படுத்தும் என்பதால் முதியவர்களும் உடல்நலம் தேறிவருபவர்களும் மூட்டு வலி இருப்பவர்களும்கூட தாராளமாக சைக்கிள் ஓட்டலாம். சைக்கிள்களிலும் பல வகைகள் உண்டு. உடற்பயிற்சிக்காக இயங்குவன ஹேண்டில்பார்களும், டயர்களும் கொண்டிருக்கும். பள்ளி மற்றும் அலுவலகம் செல்பவர்களின் சைக்கிள்களில் புத்தகப்

பை வைப்பதற்கும், பின்னால் கேரியரில் பொருட்களை வைப்ப தற்கும் வசதிகள் செய்யப்பட்டிருக்கும். குன்றுகளிலும், மலைப்பாங் கான பகுதிகளில் பயணிப்பவை கியர்கள் கொண்டிருக்கும். பொழுதுபோக்குக்குப் பயனாகும் சைக்கிள்கள் எடை குறைந்தன வாகவும் பூங்காக்கள், சைக்கிள் ஓடுபாதைகளில் செல்லும்படி வண்ணமயமாக இருக்கும். போட்டிகளில் கலந்து கொள்ளும் சைக்கிள்களில் ஹேண்டில் பார்கள் பிரத்தியேகமாகவும், வேகமாக ஓட்டுவதற்கு வசதியாகவும் உருவாக்கப்பட்டிருக்கும்.

போட்டிகளில் கலந்து கொள்பவர்கள் தலைக்கவசம், கையுறைகள் மற்றும் முழங்கால் கவசங்கள் (Knee caps) அணிவது முக்கியம். போக்குவரத்தில் ஈடுபடும்போது, இதர வாகனங்களைப் போலவே சாலை விதிகளை மதித்துக் கவனமுடன் ஓட்டுவது முக்கியம். பளிச்சென்று கண்ணுக்குப் புலப்படும்படியான வண்ணங்கள் உள்ள ஆடைகளை உடுத்துவது நல்லது. தங்களின் சைக்கிளுக்குத் தொடர்ந்து எண்ணெய் விடுவது, துடைப்பது போன்றவற்றைச் செய்து வருவதும் அவசியம்.

உங்களைப் போலவே சைக்கிள் ஓட்டும் ஆர்வம் உள்ளவர்களை நண்பர்களாக்கிக் குழுவாக சைக்கிள் ஓட்டி மகிழுங்கள்!

❒

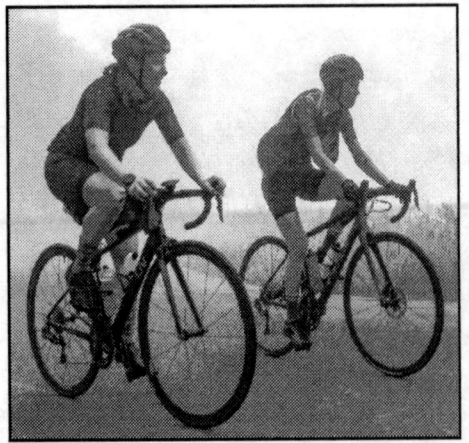

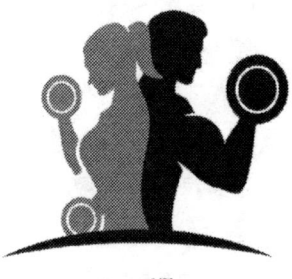

17
ஜிம் சைக்கிள் (Gym cycle)

சைக்கிள் ஓட்டுவது மிகச் சிறந்த பயிற்சி. ஆனால் போக்கு வரத்து அதிகமாக இருக்கும் சாலைகளில் ஓட்டுவது சவாலான விஷயம்தான். இதைக் கருத்தில் கொண்டு உருவாக்கப்பட்டதுதான் 'ஜிம் சைக்கிள்'. இதற்கு எக்ஸர்சைஸ் சைக்கிள் என்ற பெயரும் உண்டு. சாதாரண சைக்கிள் போலவே இதிலும் அமரும் இருக்கை, கால் வைக்கப் பெடல்கள், கையில் பிடித்துக் கொள்ள ஹேண்டில்பார் எல்லாம் இருக்கும். முக்கியமான வேறுபாடு இதில் தரையில் உருளக்கூடிய சக்கரங்கள் இருக்காது.

ஜிம் சைக்கிளில் அமர்ந்து ஹேண்டில்பாரையும் பெடல்களையும் இயக்கும்போது கணிசமான அளவு கலோரிகள் எரிக்கப்படும்; கை கால் தசைகள் மற்றும் மூட்டுகள் வலுவாகும்; உடம்பில் உள்ள அதிகப்படியான கொழுப்பு கரையும்; அதிக அளவு சர்க்கரை கட்டுப் படுத்தப்படும்; ரத்த ஓட்டம் சீராகும்; உடல் எடையும் குறையும். சில வகை ஜிம் சைக்கிள்களில் கால்களால் பெடல்களை அழுத்தும் போதே, ஹேண்டில் பார்களைக் கையால் முன்னும் பின்னும் அசைத்து இயக்கவும் முடியும். இதன் மூலம் கைகளின் தசைகள்,

எலும்புகள் மற்றும் மூட்டுகள் வலுப்பெறும். பெடல்களைப் பின்னோக்கியும் இயக்கலாம். இதன் மூலம் மேலும் சில தசைகள் வலுப்படும்.

சைக்கிள் பந்தயங்களில் பயிற்சி மேற்கொள்பவர்களும் ஜிம் சைக்கிள்களை இயக்கிப் பயிற்சி எடுத்துக் கொள்கிறார்கள்.

நவீன ஜிம் சைக்கிள்களில் பயிற்சி மேற்கொள்ளும்போது, உண்மையிலேயே சாலையில் ஒரு சைக்கிளை நாம் ஓட்டியிருந்தால் எவ்வளவு தூரம் கடந்திருந்திருப்போமோ அந்த தூர அளவை டிஜிடல் திரையில் பார்க்கும் வசதி இருக்கிறது. மேலும் அந்தத் திரையிலேயே நாம் பயிற்சி மேற்கொண்ட கால அளவு, நமது உடலில் இருந்து எரிக்கப்பட்ட கலோரிகள் அளவு ஆகியனவும் காட்டப்படும்.

இப்போதைய ஜிம் சைக்கிள்களின் முன்னோடி என்று 1796ஆம் ஆண்டில் லண்டனைச் சேர்ந்த ஃப்ரான்சிஸ் லோண்டெஸ் என்பவரால் கண்டுபிடிக்கப்பட்ட 'ஜிம்னாஸ்டிகான்' என்ற கருவியைச் சொல்வார்கள். எலும்பு நோய்களைக் குணமாக்கும் மருத்துவமான ஆர்த்தோபீடிக்ஸ் என்பது 1741ஆம் ஆண்டு நிகோலாஸ் ஆண்ட்ரி என்பவரால் மேம்படுத்தப்பட்டது. அதைத் தொடர்ந்து, கால் தசைகளுக்கும் எலும்புகளுக்கும் பயிற்சியளிக்கும் மருத்துவக் கருவி என்ற வகையிலேயே 'ஜிம்னாஸ்டிகான்' கண்டுபிடிக்கப்பட்டது.

மரச்சட்டங்களில் பொருத்தப்பட்டிருக்கும் சக்கரங்களைப் பக்க வாதம், உடற்சோர்வு, உடற்சுருக்கம் உள்ள நோயாளிகள் பெடல் மூலம் இயக்கி குணமடைந்துவந்தார்கள். அதிகம் நடமாடாமல் ஓரிடத்திலேயே அமர்ந்து படிக்கும் மாணவர்கள் மற்றும் அதிகம் நடமாட்டமில்லாத வேலையைச் செய்து வந்தவர்களும் இந்தக் கருவியைப் பயன்படுதினார்கள்.

சில வகை ஜிம் சைக்கிள்களை மடித்து எடுத்துச் செல்லவும் முடியும். எர்கோ மீட்டர் என்னும் கருவியுடன் இணைக்கப்பட்டு, நமது உடல் சக்தியின் அளவையும் அறிந்து கொள்ள முடியும்.

விண்வெளிப் பயணங்களின்போது, புவியீர்ப்பு விசை மிகக் குறைவாகும் சமயங்களில், இதயத்தின் செயல்பாடுகளைச் சீராக்க CEVIS (Cycle Ergometer with Vibration Isolation and Stabilization System) என்ற ஜிம் சைக்கிளின் மேம்பட்ட வடிவம் பயனாகிறது.

நம் நாட்டு உடற்பயிற்சிக் கூடங்களிலும் உடலுக்கு வலுவேற்றப் பலவிதக் கருவிகள் உள்ளன. ரத்த ஓட்டத்தைச் சீராக்குபவை, பல்வேறு தசைகளுக்கும் வலுவூடுபவை, வீட்டில் பயன்படுத்தப் படுபவை, வெளியில் பயன்படுத்தப்படுபவை என ஏராளமாக இருந்தாலும் முக்கியமான சில கருவிகளைப் பற்றியும் சில நடை முறைகளைப் பற்றியும் பார்ப்போம் வாருங்கள்!

❐

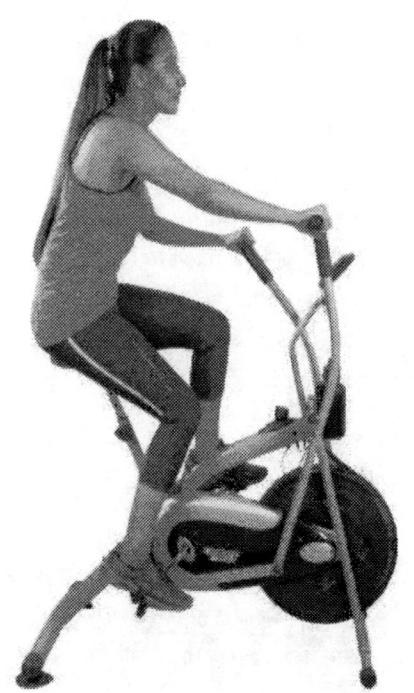

18
பர்பீஸ் (Burpees)

பர்பீஸ் என்பது உடலை வலுவாக்கும் உடற்பயிற்சிகளில் ஒன்று. வலிமை, சகிப்புத்தன்மை மற்றும் சுறுசுறுப்பு ஆகியவற்றை அளிக்கும் முழுமையான உடற்பயிற்சி இது.

*1939*ஆம் ஆண்டு, இந்த உடற்பயிற்சி வகையைக் கண்டுபிடித்தவர் அமெரிக்க உடலியலாளரான *ராயல் ஹெச்.பர்பீ* (Royal H. Burpee). அந்தக் காலகட்டத்தில் கொலம்பியா பல்கலைக்கழகத்தில் பணி யாற்றிய இவர், இரண்டாம் உலகப் போர் நடந்த சமயத்தில், அமெரிக்க ராணுவ வீரர்களின் உடற்தகுதியை மேம்படுத்துவதற் காக இதை உருவாக்கினார்.

இவரது நினைவாக இந்த வகை உடற்பயிற்சிக்கு பர்பீஸ் உடற் பயிற்சி எனப் பெயர் ஏற்பட்டது.

குனிந்து குதிகால்களைத் தரையில் ஊன்றி, பின்புறம் பின்னங்கால் களுக்கு அருகில் இருக்கும் நிலையில் அமர்ந்து எழுவது, பலகை போல நேராக உடலை வைத்து எழுவது, எடுப்பது, விரைந்து மீண்டும் முதலில் சொன்ன அமரும் நிலைக்குத் திரும்புவது, எழுந்து

நிற்பது என்ற செயல்களைத் தொடர்ச்சியாக இந்த வகை பர்பீஸ் உடற்பயிற்சியில் மேற்கொள்வார்கள்.

ஒற்றைக் காலில் நின்று செய்வது, குதித்துக் கொண்டே செய்வது, பக்கவாட்டில் நடந்து செய்வது, கைகளில் டம்ப்பெல்ஸ் (umbbells) வைத்துக் கொண்டு செய்வது என இதில் பல வகைகளும் இருக்கின்றன.

வயது வித்தியாசம் இல்லாமல் அனைத்துத் தரப்பினருக்கும் ஏற்றதொரு உடற்பயிற்சி வகை இதுவாகும். இதைச் செய்வதற்குக் கருவிகள் ஏதும் தேவையில்லை என்பது குறிப்பிடத்தக்கது. பயிற்சியை மெற்கொள்ள உடற்பயிற்சிக் கூடத்துக்குத்தான் போக வேண்டும் என்ற அவசியமும் இல்லை. வீடு, பூங்கா, தங்கியிருக்கும் விடுதி அறை என எங்கு வேண்டுமானாலும் மேற்கொள்லலாம் என்பது தனிச் சிறப்பு.

இந்த வகைப் பயிற்சிகளை மேற்கொள்வதால் ஏற்படும் நன்மைகள் :

- இதயத்தின் செயல்பாடுகளை மேம்படுத்துகிறது.
- கை, கால்கள் மற்றும் உடலின் மையப்பகுதி தசைகளின் வலிமையை அதிகரிக்கிறது.
- சுறுசுறுப்பையும் புத்துணர்வையும் அதிகரிக்கிறது
- உடலில் உள்ள கலோரிகளின் எரிப்பை விரைவாக்குகிறது.
- ஒட்டுமொத்தமான உடற் தகுதியைப் பேணுகிறது.
- பர்பீஸ் பயிற்சியின்போது மார்பு, தோள்கள், முதுகு, கைகள், கால்கள் மற்றும் வயிற்றுப் பகுதியிலிருக்கும் தசைகளுக்கு உரிய பயிற்சி கிடைக்கிறது.

கவனத்தில் கொள்ள வேண்டியன :

- லேசாகக் கை கால்களை அசைத்தும், குதித்தும் உடலைக் கடுமையான பயிற்சிக்கு முன்பாக உடலைத் தயார் செய்தல் தேவை. இதை, ‘வார்ம் அப்’ என்பார்கள்.

- ❖ முறையான மற்றும் சரியான வடிவில் பயிற்சிகளை மேற் கொள்தல்.
- ❖ தங்களது சக்திக்கு மீறியபடி அதிக நேரம் பயிற்சியில் ஈடு படாமல் இருத்தல்.
- ❖ கை கால்களைத் தரையில் ஊன்றும்போது கவனமாக இருத்தல்.
- ❖ பயிற்சிக்குப் பிறகு, உடலைத் தளர்வாகவும் ஓய்வு நிலையிலும் வைத்திருத்தல்.

முறையான வழிகாட்டுதல்களுடன் பயிற்சியைத் தொடங்குவது நல்லது. முதலில் குறைவான வேகத்தில் பயிற்சிகளைச் செய்ய ஆரம்பித்துப் பிறகு படிப்படியாக வேகத்தை அதிகரிக்கலாம். தண்டால் எடுக்கும்போது கைகளை ஊன்றும் இடைவெளியை அடிக்கடி மாற்றலாம். மூட்டுகளைச் சுற்றிப் பாதுகாப்புப் பட்டை களை (Resistance bands) சுற்றிக்கொள்வது பரிந்துரைக்கப்படுகிறது.

❐

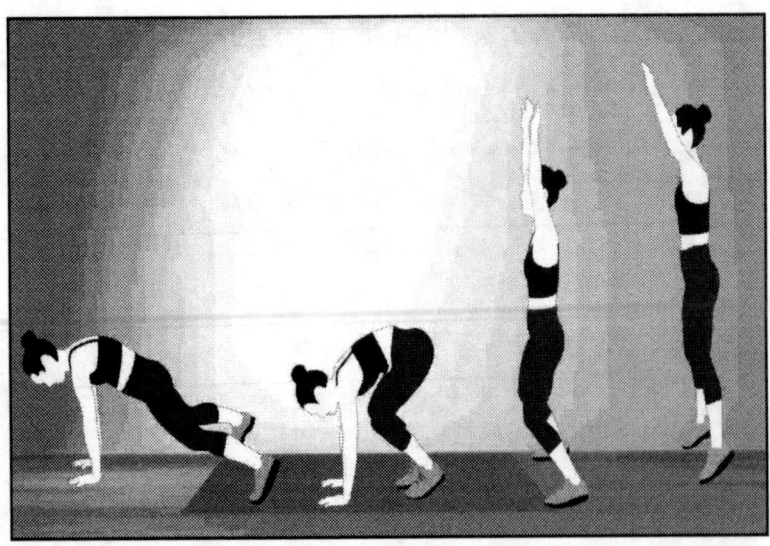

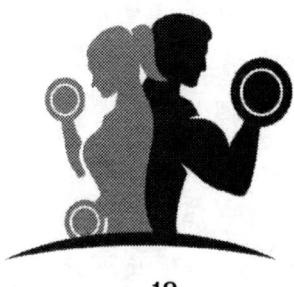

19

டம்பெல்ஸ் (Dumb bells)

இருபுறமும் குறிப்பிட்ட சம அளவு எடையுள்ள கோளங்கள், கைப்பிடியாகப் பிடித்துக் கொள்ள அவற்றை இணைக்கும் சிறிய உலோகத் தண்டு. இதுதான் பெரும்பாலான உடற்பயிற்சிக் கூடங்களிலும், வீடுகளிலும் பயன்படுத்தக் கூடிய ‘டம்பெல்ஸ்’ என்னும் எளிய கருவியின் வடிவம். எடைக் கோளங்கள் நிலையாகக் கைப்பிடியுடன் இணைக்கப்பட்டனவாகவோ அல்லது கழற்றி மாற்றக் கூடியனவாகவோ இருக்கும்.

பளு தூக்கும் கருவிகளிலேயே மிக எளிமையாக வடிவமைக்கப் பட்டிருக்கிறது இது. வேறு எந்திரங்களோ அல்லது மின்சாரமோ டம்பெல்ஸை இயக்கத் தேவையில்லை. இவற்றை ஓரிடத்தில் இருந்து மற்றோர் இடத்துக்கு எடுத்துச் செல்லுவது எளிது; விலையும் மலிவு; பலவித எடை அளவுகளிலும் டம்பெல்ஸ் கிடைக்கின்றன.

கைக்கு ஒன்றாக ஒரே சமயத்தில் இரு டம்பெல்ஸ்களைப் பயன் படுத்தலாம். உடலின் பலவிதத் தசைகளை உறுதியாக்கவும், அவற்றின் அளவைப் பெரிதாக்கவும் டம்பெல்ஸ் உதவுகிறது.

தங்கள் உடலமைப்பை மேம்படுத்த விரும்புபவர்கள், பளு தூக்குபவர்கள் மற்றும் இதர தடகள வீரர்கள் போன்றோர் டம்பெல்ஸ்களை வழக்கமாகப் பயன்படுத்துவார்கள். இதில் பொருத்தப்பட்டிருக்கும் கோளங்களின் எடைகளைத் தேவைக் கேற்பக் கூட்டவோ குறைக்கவோ முடியும்.

ரப்பர் முலாம் பூசப்பட்ட தேனிரும்பு பெரும்பாலும் பயன்படுத்தப் படுகிறது. விலை குறைந்த சில டம்பெல்ஸ், கான்கிரீட் நிரப்பிய பிளாஸ்டிக் உருண்டைகளாகவும் தயாரிக்கப்படுகின்றன.

இரு கரங்களிலும் கைப்பிடிகளைப் பிடித்துக் கொண்டு மாறி மாறித் தூக்கியும் இறக்கியும் இவை பயன்படுத்தப்படுகின்றன.

பண்டைக்கால கிரேக்கர்கள், பயன்படுத்திய 'ஹால்டெர்' என்ற கருவிதான் தபோதைய டம்பெல்ஸ்களுக்கு முன்னோடி. அது கைப்பிடியுடன் கூடிய பிறை வடிவக் கல்.

'நால்' என்ற இன்னொரு கருவியையும் டம்பெல்ஸுக்கு முன் மாதிரி எனலாம். இது இந்தியர்களால் 1000 ஆண்டுகளுக்கு முன்னரே பயன்படுத்தப்பட்டிருக்கிறது. ஆனால் டம்பெல்ஸைவிட நீள மானது. அந்தக் காலப் போர்வீரகள் மற்றும் விளையாட்டு வீரர்கள் தங்கள் உடலை வலிமையாக்க இதைப் பயன்படுத்தியிருக்கிறார்கள்.

2000 ஆண்டுகளுக்கு முன்பிருந்தே இதுபோன்ற கருவிகள் இருந் திருக்கின்றன என்றாலும், 17ஆம் நூற்றாண்டிலிருந்துதான் இவை பரவலாகப் புழக்கத்து வந்திருக்கின்றன.

டம்பெல்ஸ் என்ற பெயர்க் காரணமே சுவாரசியமானது. இந்த வார்த்தை இங்கிலாந்தில் 1485 முதல் 1603 ஆம் ஆண்டுக்கு இடைப் பட்ட காலத்தில் உருவானது.

அந்தக் காலகட்டத்தில் தடகள வீரர்கள் தசைகளை வலிமையாக்கத் தேவாலயங்களில் கைகளால் அசைத்து ஒலியெழுப்பும் மணிகளைத் கைகளில் பிடித்து, மேலும் கீழும் அசைத்துப் பயிற்சியை மேற் கொண்டார்கள். அப்படிப் பயிற்சி மேற்கொள்ளும்போது மணி யோசை அதிகமாக எழுவது இடையூறாக இருந்திருக்கிறது. எனவே

மணியின் உள்ளே நாக்கு போல இருக்கும் உலோகத் துண்டை நீக்கி விட்டுப் பயிற்சி மேற்கொண்டார்கள். அப்போது அந்த மணிகள் ஊமையாக (tumb) ஆகிவிட்டன. எனவே அந்தக் கருவியை, 'ஊமை மணிகள்' (tumb bells) என அழைக்கலாயினர். அதுவே அந்தக் கருவிக்குப் பெயராகவும் நிலைத்து விட்டது.

விலை மலிவாகவும், எளிதில் எங்கும் எடுத்துச் செல்லவும் முடியும் என்பது இதன் சிறப்பு. அதே சமயம் எச்சரிக்கையுடன் பயன்படுத்தாவிட்டால் உடல் பாகங்களின் மேல் விழுந்து காயங்கள் ஏற்படவும் கூடும்.

❐

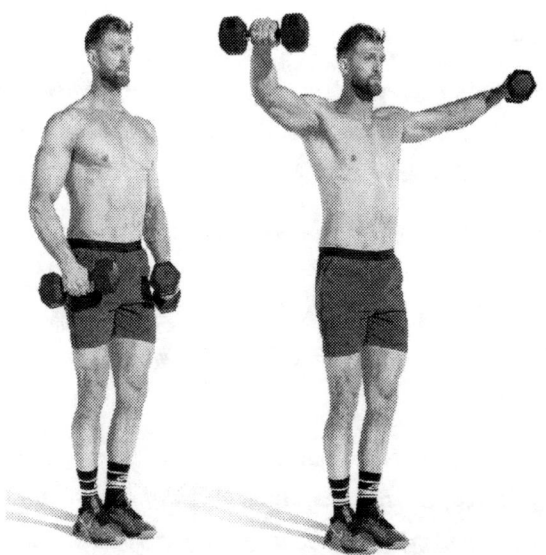

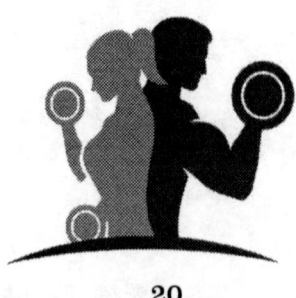

20
ஜிம் பால் (Gym ball)

உடற்பயிற்சி என்பது உடல்நலம் தருவது மட்டும் அல்ல; அது உடலமைப்பைக் கச்சிதமாக வைத்திருக்கவும் உதவுவது. கருவிகள் துணையின்றிச் செய்வது மற்றும் கருவிகள் துணையோடு செய்வது என உடற்பயிற்சி இரண்டு வகைப்படும்.

உடற்பயிற்சிக்குத் துணையாக இருக்கும் கருவிகள் பலப் பல. அவற்றுள் ஒன்றுதான் 'ஜிம் பால்'. இதற்கு ஃபிசியோ பால், ஸ்விஸ் பால், ஃபிட் பால் எனப் பல பெயர்கள் இருக்கின்றன.

பெரிய பந்து வடிவத்தில், வினைல் என்னும் ஒருவித பிளாஸ்டிக் பொருளால் செய்யப்பட்டதுதான் ஜிம் பால். இது மிருதுவாகவும் அதே சமயம் கிழிந்து போகாத தன்மையுடனும் இருக்கும்; மிகவும் பாதுகாப்பானது. தசைகளை வலுப்படுத்தவும், நீட்டி மடக்கவும் இது பயனாகிறது.

உடலின் ஸ்திரத் தன்மையையும், சமநிலையையும் பேண இது உதவுகிறது. முதுகு மற்றும் தண்டுவடத்தின் சீரான செயல்பாட்டுக்கு ஜிம் பால் உதவுகிறது. நரம்பு மற்றும் தசைகளின் ஒத்திசைவான

செயல்பாட்டை மேம்படுத்துகிறது. ஆனால் தகுந்த ஆலோசனை யின்பேரில் முறையாகப் பயன்படுத்த வேண்டும்.

உங்கள் உயரம் 5 அடி ஓரங்குலத்தில் இருந்து ஐந்தடி 7 அங்குலம் வரை இருந்தால் 55 செ.மீ. விட்டமுள்ள ஜிம் பால் உகந்தது. 5 அடி 8 அங்குலம் முதல் ஆறு அடி ஓரங்குலம் வரை உயரம் கொண்டவர் நீங்களென்றால் 65 செ.மீ. விட்டம் கொண்ட பந்து சரியான தேர்வாகும். அதற்கு மேல் உயரம் கொண்டவர்கள் 75 செ.மீ. விட்டம் கொண்ட பந்தினைப் பயன்படுத்தலாம்.

ஜிம் பந்தை எப்படிப் பயன்படுத்துவது?

- ❖ சுவருக்கும் உங்கள் முதுகின் கீழ்ப்பகுதி (இடுப்பு)க்கும் இடையில் இந்தப் பந்தை வைத்துக் கொள்ளுங்கள். மெல்லச் சுவரோடு பந்தை அழுத்துங்கள். சுவரில் பந்தை அழுத்திய படியே முன்புறம் வளைந்து நிமிருங்கள். மேலும் கீழும் பந்து நழுவாமல் உடலை அசையுங்கள். இதைப்போல 8 முதல் 15 முறை தொடர்ந்து செய்யுங்கள்.
- ❖ பந்தின் மீது வயிற்றைப் படிய வைத்துக் ஒருபுறக் கைகளையும் கால்களையும் உயர்த்துங்கள். பழைய நிலைக்கு வந்து, எதிர்ப் புறக் கைகளையும் கால்களையும் உயர்த்துங்கள். ஒவ்வொரு பக்கத்துக்கும் இவ்வாறு 8 முறை பயிற்சி கொடுங்கள்.
- ❖ பந்தின் மீது உட்கார்ந்து கொண்டு, மெல்லக் கால்களை உந்தி நகருங்கள். பின்னர் பந்தை நகர்த்தாமல் இடுப்பை வளைத்துக் குனிந்து நிமிருங்கள். இவ்விதம் 8 முதல் 15 முறை செய்யுங்கள்.
- ❖ பந்தின் மீது உங்கள் வயிறு படியுமாறு படுத்துக் கொள்ளுங்கள். உங்கள் உள்ளங்கைகள் தரையில் அழுந்தியிருக்கட்டும். கை களைப் பயன்படுத்தி நடப்பது போல நகருங்கள். இதையும் 8 முதல் 15 முறை செய்யுங்கள்.

இவையெல்லாம் ஜிம் பந்தைக் கொண்டு எளிதாகச் செய்யக்கூடிய சில மாதிரி உடற்பயிற்சிகள்தாம்.

பயிற்சியாளரின் ஆலோசனையுடன் இன்னும் பல விதமான பயிற்சிகளையும் ஜிம் பால் கொண்டு செய்யலாம்.

◻

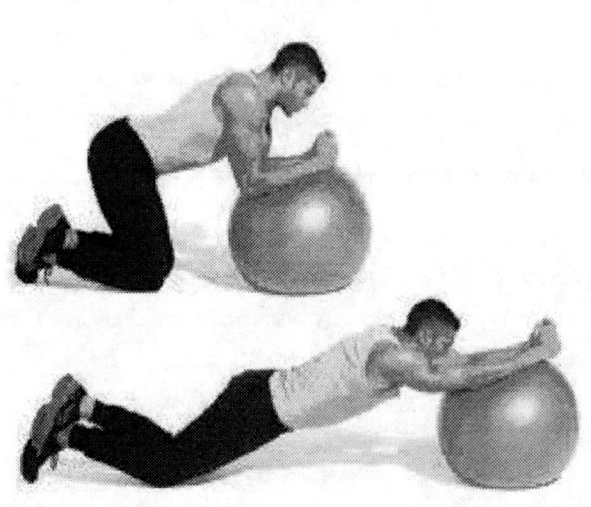

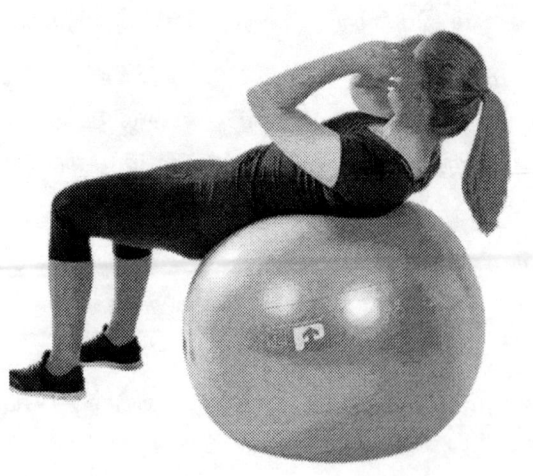

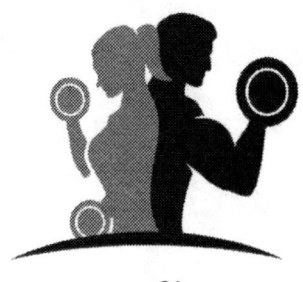

21

ரோவிங் மெஷின் (Rowing machine)

துடுப்பு வலிப்பது என்பது தசைகளுக்கு வலிமை தரும் ஒரு பயிற்சி ஆகும். ஆனால் இந்தப் பயிற்சி பெற ஒவ்வொரு முறையும் ஆற்றிலோ, கடலிலோ உரிய கருவிகளுடன் சென்று பயிற்சி எடுத்துக் கொள்வது என்பது இயலாத காரியம். எனவே உள் அரங்கத்திலேயே துடுப்பு வலிப்பது போன்ற பயிற்சியினைப் பெற உருவாக்கப்பட்டிருப்பதுதான் 'ரோவிங் மெஷின்'. நிஜத்தில் துடுப்பு வலிக்க விரும்புபவர்களும் உள்ளரங்கத்தில் இந்தக் கருவி மூலம் பயிற்சி பெற்றுப் பிறகு நீர்நிலைகளுக்குச் செல்லலாம்.

இந்தக் கருவி தசைகளுக்கு நல்ல பயிற்சி அளிப்பதுடன் இதயச் செயல்பாட்டினையும் மேம்படுத்துகிறது. எடைக் குறைப்பு, தசை களுக்கு வலுவூட்டுதல், சக்தியினை அதிகரித்தல் ஆகிய பலன்களும் கிடைக்கின்றன.

உடம்பில் இருக்கும் கலோரிகளை எரிக்க உதவுகிறது. 30 நிமிட ரோவிங் பயிற்சி 200 முதல் 300 கலோரிகளை எரிக்கிறது. முறைப்படி இந்தக் கருவியில் பயிற்சி மேற்கொண்டால் 86% தசைகள் பயன் பெறும்.

ரோவிங் மெஷின்களில் இரண்டு வகைகள் உண்டு. முதலாவது வகையில், சுழலும் சக்கரமும் நாம் கால்களை வைக்குமிடமும் நிலையான சட்டத்தோடு இணைக்கப்பட்டிருக்கும். துடுப்பு போன்ற கம்பியினை நம்மை நோக்கி இழுத்துப் பயிற்சியினை மேற்கொள்ளும்போது, நமது இருக்கை மட்டும் முன்னும் பின்னும் நகரக்கூடிய வகையில் அமைக்கப்பட்டிருக்கும்.

இரண்டாவது வகையில், கைகளால் துடுப்பு போன்ற கம்பிகளை இழுக்கும்போது நிலையான மரச்சட்டத்தை நோக்கியும் அப்பாலும் நகரும் வண்ணம் நமது இருக்கையும் பாதங்களை வைத்திருக்கும் இடமும் சிறு தண்டவாளத்தின் மீது முன்னும் பின்னும் நகரும்படி அமைக்கப்பட்டிருக்கும்.

கி.மு.நான்காம் நூற்றாண்டில் ஏதென்ஸில் வாழ்ந்த *அட்மிரல் சாப்ரியாஸ்* என்பவர்தான் ராணுவப் பயிற்சிகளுடன் துடுப்பு வலிப்பதையும் மேற்கொள்ளச் செய்தார். படகைச் செலுத்தப் பயிற்சியில்லாத மாலுமிகள் துடுப்பு வலிப்பதில் பயிற்சி எடுத்துக் கொள்வதற்காகக் கரையிலேயே மரச் சட்டங்களால் ஆன துடுப்பு மாதிரிகளை உருவாக்கிப் பயிற்சியளித்தார். இதையே இப்போதைய ரோவிங் மெஷின்களுக்கெல்லாம் முன்னோடி எனலாம்.

படகு சவாரிப் போட்டிகளில் கலந்து கொள்பவர்கள் நிலத்திலேயே பயிற்சி பெறும் வகையில் *13*ஆம் நூற்றாண்டில் ரோவிங் மெஷின்கள் உருவாக்கப்பட்டன. *1900*களில் படகுப் போட்டிகள் பரவலாக நடத்தப்பட்டன. அதில் பங்கு பெறுபவர்கள் துடுப்பு வலித்துப் பழகுவதற்காக ரோவிங் மெஷின்களில் அதிகமாகப் பயிற்சி எடுத்துக் கொண்டார்கள்.

*1872*ஆம் ஆண்டு, *W.B. கர்டிஸ்* என்பவர், தாம் தயாரித்த ரோவிங் மெஷின் கருவிக்குக் காப்புரிமை பெற்றார். தற்கால ரோவிங் மெஷின்கள் இதனடிப்படையில் உருவாக்கப்பட்டனவே ஆகும்.

*1980*களில் பலவித விருப்பத் தேர்வுகளுடன் பல வடிவங்களில் எடை குறைவான ரோவிங் மெஷின்கள் புழக்கத்துக்கு வந்தன.

1990களில் டிஜிடல் திரை பொருத்தப்பட்ட ரோவிங் மெஷின்கள் சந்தையில் கிடைத்தன. அவை நாம் பயிற்சியெடுத்த காலம், எரித்த கலோரிகள் போன்றவற்றைத் திரையில் காட்டின. இசை கேட்டுக் கொண்டே பயிற்சி மேற்கொள்ளலாம்.

ஸ்மார்ட் ஃபோன்களுடன் இணைக்கும் வசதிகளும் உண்டு. நமது உடற்பயிற்சி விவரங்களை இத்தகைய ஃபோன்களில் சேமிக்கவும் உரியவர்களுக்குப் பகிரவும் முடியும். தற்போது சில ரோவிங் மெஷின்களை மடக்கி, ஓரிடத்தில் இருந்து இன்னோர் இடத்துக்கு எடுத்துச் செல்லும் வசதிகளும் வந்து விட்டன.

❐

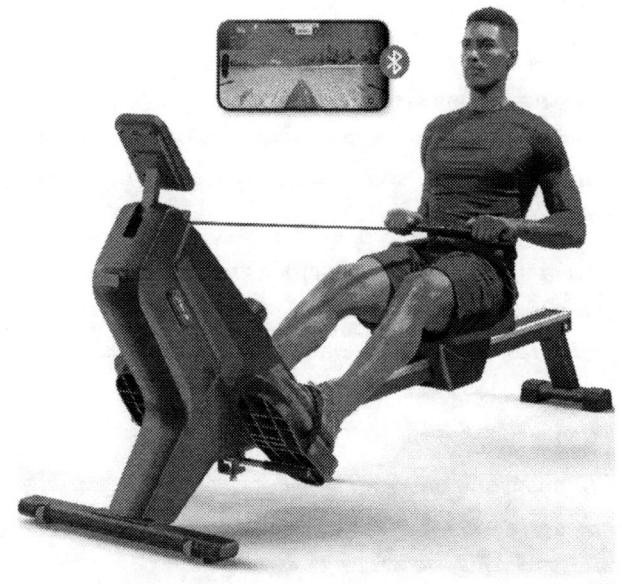

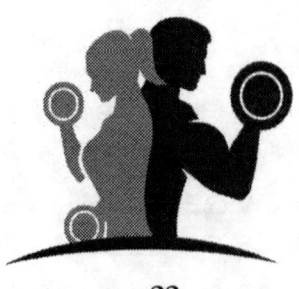

22

புல் அப் பார் (Pull up bar)

புல்-அப் (pull-up) என்பது உடலின் மேற்பகுதிகளுக்கான உடற்பயிற்சி ஆகும். இதற்குப் பயன்படும் கருவிதான் புல் - அப் பார் (pull -up bar).

இரு புறமும் தரையில் ஊன்றியிருக்கும் சிறு இரும்புத் தூண்களின் மேற்பகுதிகளை, தரைக்கு மேல் ஆளுயரத்துக்கும் சற்றுக் கூடுதலான உயரத்தில், படுக்கை வசத்தில் இரும்புக் கம்பி ஒன்றால் இணைக்கப்பட்டிருக்கும் எளிய அமைப்பைக் கொண்டதுதான் புல் - அப் பார் கருவி.

இந்தக் கருவிக்கு சின் - அப் (Chin-up) என்றதொரு பெயரும் உண்டு. பயிற்சியாளரின் முகவாய், குறுக்குக் கம்பிக்கு மேலாகச் எழும்பித் தணிவதால்தான் இந்தப் பெயர். குறுக்குக் கம்பியின் அளவுக்கு உடலின் எந்தப் பகுதி உயர்ந்து தாழ்கிறது என்பதைப் பொருத்தும் உடற்பயிற்சி மாறுபடும்.

பல நாட்டு ராணுவம் மற்றும் கப்பற்படைகளில் ஆட்களைத் தேர்வு செய்யும்போது அவர்களின் உடற் தகுதிக்காக இந்த புல் - அப் பார் பரிசோதனை மேற்கொள்ளப்படுகிறது.

குறுக்குக் கம்பியைப் பற்றும்போது உள்ளங்கைகள் நம் முகத்தைப் பார்ப்பது போலவோ அல்லது புறங்கைகள் நம் முகத்தைப் பார்ப்பது போலவோ வைத்துக் கொண்டு பயிற்சியினை இரு விதமாக மேற்கொள்வார்கள்.

குறுக்கு வசத்தில் தலைக்கு மேல் இருக்கும் கம்பியைப் பிடித்துத் தொங்கிக் கொண்டு, தன் முழு உடல் எடை முழுவதையும் தரைக்கு மேலே மாற்றி மாற்றி உயர்த்தித் தாழ்த்துவதுதான் முக்கியப் பயிற்சி.

இப்படிச் செய்யும்போது உடலின் மேற்பகுதி - முக்கியமாக முழங்கை, நெஞ்சு, பின்னங்கழுத்து மற்றும் தோள்பட்டைத் தசைகள் வலுவாகின்றன. குறிப்பாக முழங்கையையும், தோள் பட்டையையும் இணைக்கும் தசைகள் திடகாத்திரமாக மாறும்.

கம்பிகளைப் பற்றும் இரு கைகளுக்கிடையில் இருக்கும் தூரமும் பயிற்சிக்குப் பயிற்சி வேறுபடும்.

கூடுதல் எடைக்குக் கால்களில் டம் பெல்லைக் கட்டிக்கொண்டும் சிலர் ஈடுபடுவர்.

சிலர் முகவாயைக் கம்பிக்குக் கீழாகக் கொண்டு சென்று, கழுத்தின் பின்புறத்தைக் கம்பியில் படிய வைப்பதும் உண்டு.

சிலர் ஒரு கையின் உள்ளங்கைப் பகுதி முகத்தை நோக்கியிருக்கு மாறும் இன்னொரு கையின் புறங்கைப் பகுதி முகத்தை நோக்கி யிருக்குமாறும் பிடித்துக் கொண்டு பயிற்சியினை மேற்கொள் வார்கள்.

இன்னொரு முறை கமாண்டோ புல் அப் எனப்படும். இதில் உடல் பகுதி கம்பிக்கு அருகில் பக்கவாட்டு நிலையில் இருக்கும்படி வைத்துக் கொண்டு, கரங்கள் ஒன்றுக்கொன்று அருகாமையில் கம்பியைப் பிடித்தபடி இருக்க, இயன்றவரை உடலை மேலெழும் பவும் கீழிறக்கவும் செய்யுமாறு பயிற்சியினை மேற்கொள்வார்கள். இன்னும் சிலர் ஒற்றைக் கையால் பயிற்சி மேற்கொள்வதும் உண்டு. இப்படிப் புல் - அப் பயிற்சியில் பல வகைகள் உண்டு.

முறையான மேற்பார்வையுடன்தான் இந்த வகைப் பயிற்சிகளை மேற்கொள்ளவேண்டும். அதிகப்படி கடுமையாகப் பயிற்சியினை மேற்கொண்டால், முழங்கை உடபட உடலின் பல பாகங்களிலும் வலி ஏற்பட்டுவிடும்.

◻

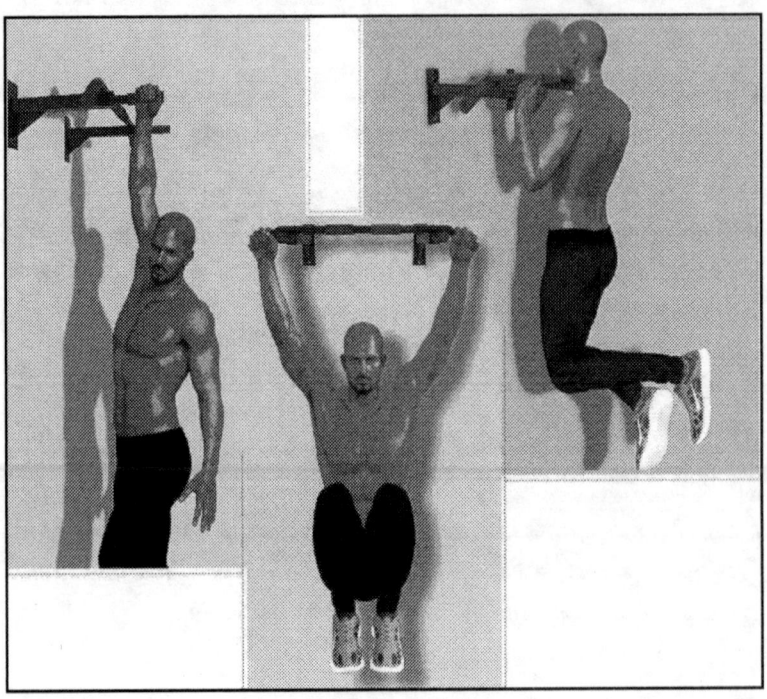

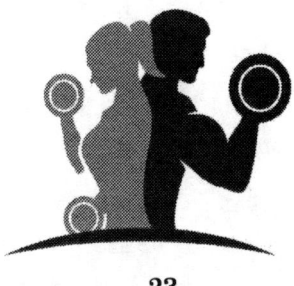

23
பெஞ்ச் பிரஸ் (Bench press)

பலகை ஒன்றில் தலை முதல் இடுப்புவரை பதிய வைத்துப் படுத்துக் கொண்டு, கால்கள் தரையைத் தொட்டபடி இருக்கும் நிலையில், எடைகள் இருபுறமும் இணைக்கப்பட்ட கம்பி ஒன்றை மேலும் கீழுமாக இரு கைகளாலும் பற்றி அசைப்பதுதான் பெஞ்ச் பிரஸ் கருவியில் உடற்பயிற்சி செய்யும் முறை.

பலகைகளிலும் சம தளத்தில் இருப்பது, சாய்வான தளத்தில் இருப்பது என இரண்டு வகைகள் உள்ளன. சாய் தளத்தில் இருப்பன வற்றிலும் தலை மற்றும் தோள் பகுதிகள் மேலாகவும், இடுப்புப் பகுதி தாழ்வாகவும் ஓர் அமைப்பிலும், மற்றதில் இடுப்புப் பகுதி உயர்வாகவும், தலை மற்றும் தோள்பகுதி தாழ்வாக இருக்கும் படியும் இருக்கும்.

இதில் படுத்த நிலையில் இருக்க உதவும் பலகைக்கு வெயிட் ட்ரெயினிங் பெஞ்ச் என்று பெயர். பெஞ்ச் பிரஸ் கருவியில் கையால் பிடித்து மேலும் கீழும் அசைக்கும் பகுதியை பார்பெல் என்பார்கள். இருபுறமும் மாற்றியமைக்கக்கூடிய வெவ்வேறு எடைகளுடன்

கூடிய உலோகத் தட்டுகளை இணைந்திருக்கும் உலோகக் கம்பிதான் இதன் அமைப்பு.

இது அளிக்கும் பயன்களைக் கருத்தில் கொண்டு இதற்கு, 'King of the Upper Body Lifts' என்ற அடைமொழியுண்டு!

இந்தக் கருவியின் தண்டுப் பகுதியை இரு கரங்களிலும் பற்றிக் கொண்டு நெஞ்சு வரைக்கும் முதலில் கீழே இறக்குவார்கள். பின்னர் மெல்ல மெல்ல உயர்த்தி முழங்கைகள் நேராக ஒரே கோட்டில் இருக்கும் வரை தூக்குவார்கள். இவ்விதம் மாறி மாறிச் செய்யும்போது கை, நெஞ்சு மற்றும் தோள் பகுதித் தசைகள் வலுவடையும்.

நெஞ்சுப் பகுதியை விரிவடையச் செய்யவும், தசைகளை வலுப் படுத்தவும் விரும்பும் ஆரம்ப நிலைப் பயிற்சியாளர்களுக்கு மிகவும் உகந்தது பெஞ்ச் பிரஸ் கருவியாகும்.

தடகள வீரர்களின் செயல்பாடுகளுக்கு பெஞ்ச் பிரஸ் பயிற்சி கூடுதல் வேகத்தை அளிக்கும். இந்தக் கருவி 1950களில் இருந்துதான் பரவலான புழக்கத்துக்கு வந்திருக்கிறது.

பண்டைக் காலத்தில் கிரேக்க, ரோமானியப் படை வீரர்கள் இது போல எடைகளைத் தூக்கி இறக்கிப் பயிற்சி செய்திருக்கிறார்கள். ஆனாலும் தற்போதுள்ள பெஞ்ச் பிரஸின் வடிவத்தின் முன் மாதிரி 1899ல் 'ரஷ்ய சிங்கம்' என அழைக்கப்பட்ட ஜார்க் ஹேக்கன்ஷ்மிட் என்பவரால்தான் உருவாக்கப்பட்டிருக்கிறது. இவர் ஒரு மல்யுத்த வீரர். உடற்பயிற்சி பற்றி நிறையப் புத்தகங்கள் எழுதியிருக்கிறார். உலகின் முதல் ஹெவி வெயிட் சாம்பியன் இவரேயாவார்.

164 கிலோ கிராம் எடையுள்ள பெஞ்ச் பிரஸில் இவர் பயிற்சி செய்து சாதனை நிகழ்த்தினார். 18 ஆண்டுகள் இந்தச் சாதனை முறியடிக்கப் படாமலேயே இருந்தது.

1916ஆம் ஆண்டு 165 கிலோ எடையைத் தூக்கி 'ஜோ நார்ட்க் வெஸ்ட்' இந்தச் சாதனையை முறியடித்தார்.

பயிற்சியாளர் மேற்பார்வையில் முறையானபடி பயிற்சிகளை மேற்கொள்ளாவிட்டால் தசை நார்கள் கிழிந்துபோகும் அபாயம் இதில் உண்டு. முழங்கை மற்றும் மணிக்கட்டு வலியும் ஏற்படட்டும். எனவே கவனம் தேவை!

❐

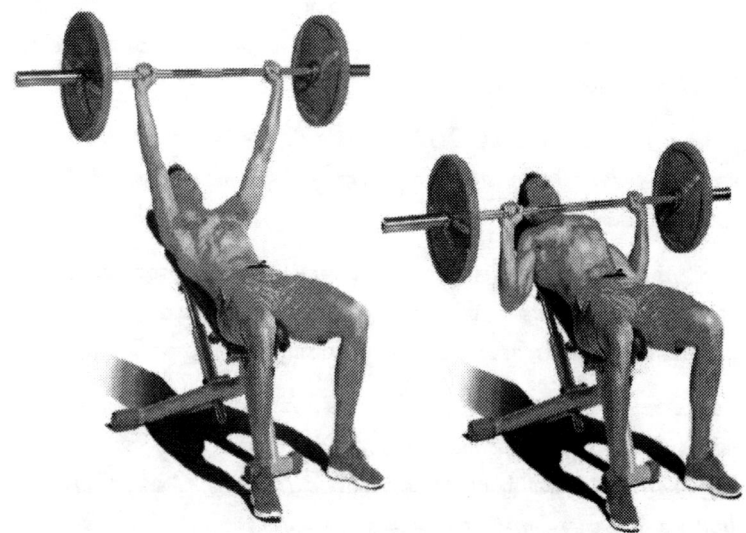

24 வைப்ரேட்டிங் பெல்ட் மெஷின் (Vibrating bel machine)

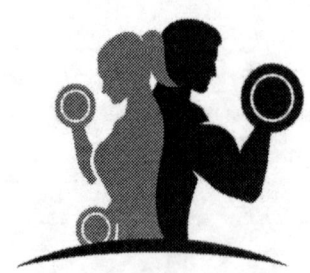

நாள்தோறும் நம் உடல் பல அதிர்வுகளுக்கு ஆளாகிறது. உதாரணமாக நாம் வாகனத்தில் பயணிக்கும்போதோ அல்லது குதிக்கும்போதோ அதிர்வுகள் ஏற்படுவதை உணரலாம். உடல் தசைகளுக்கு செயற்கையான அதிர்வுகளை (லேசான குலுக்கல் களை) அளிக்கும் நாடா போன்ற அமைப்பைத்தான் 'வைப்ரேட்டிங் மெஷின்' என்கிறார்கள்.

இவற்றை எலக்ட்ரானிக் பெல்ட் என்றும் சொல்லலாம். 'எலக்ட்ரிக் மஸ்ஸில் ஸ்டிமுலேஷன்' என்ற தத்துவத்தின் அடிப்படையில் இவை செயல்படுகின்றன.

2018ஆம் ஆண்டு செய்த ஓர் ஆய்வின்படி நம் உடலை அதிர்வலை களுக்கு ஆளாக்கினால், எலும்புகளில் இருக்கும் தாதுக்களை அதிகரிக்கச் செய்ய முடியும் என்று கண்டுபிடித்திருக்கிறார்கள்.

ஸ்வீடன் நாட்டைச் சேர்ந்த டாக்டர் கஸ்டாவ் ஸாண்டெர் என்பவர் 1850ஆம் ஆண்டு வைப்ராடிங் பெல்ட் மெஷினைக் கண்டு பிடித்தார். 1930களில் பரவ ஆரம்பித்தது. இந்த வகை பெல்டுகள் 1960களில் வெகுவாகப் புழக்கத்துக்கு வந்தன.

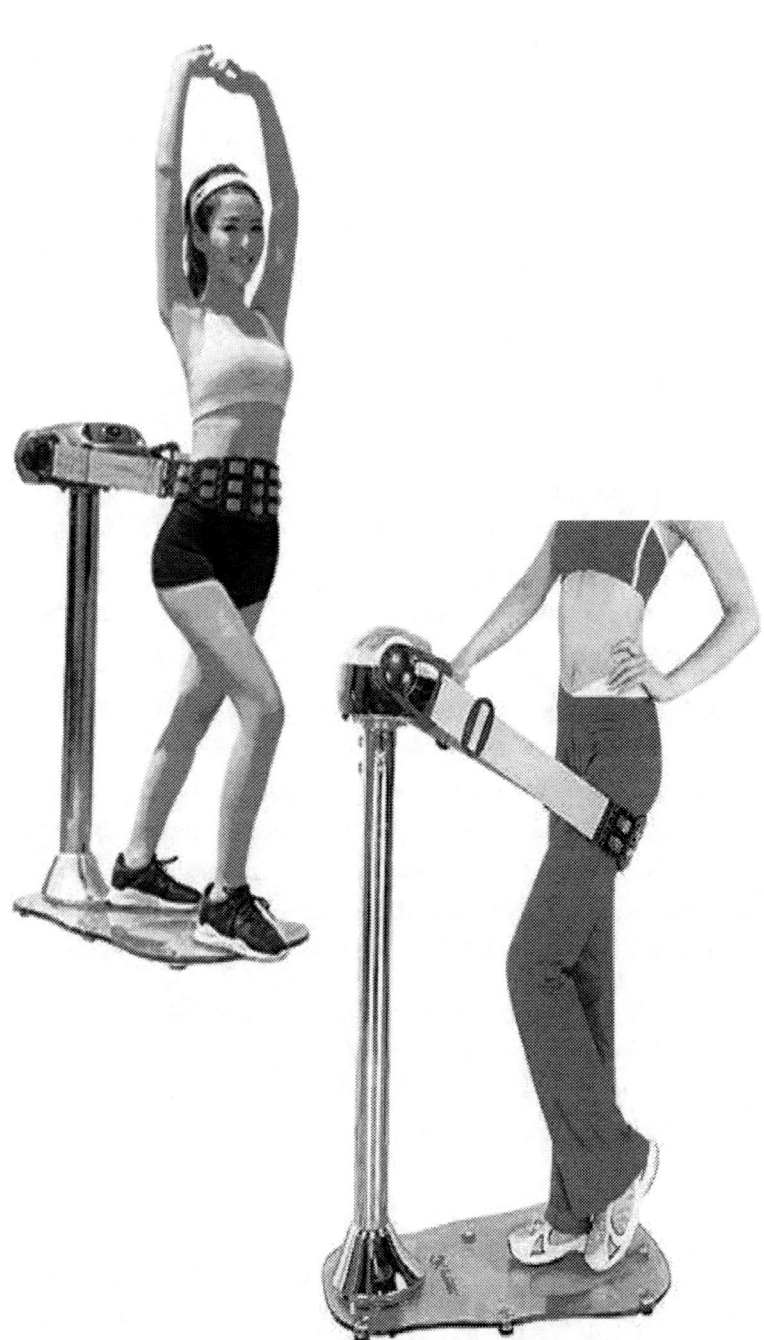

இதற்கு ம்யூல்லெர் பெல்ட் மெஷின், பெல்ட் மஸாஜர், ஜிக்லெர் மெஷின் போன்ற வேறு பெயர்களும் உண்டு. இதை இடுப்பு மற்றும் இடுப்புக்குக் கீழே பின்புறம் ஆகியவற்றைச் சுற்றிக் கட்டிக்கொள்ளவேண்டும். பின்னர் மின்சாரத்தின் உதவியுடன் இந்த பெல்டை இயக்கினால், நமது உடலில் அதிர்வலைகளை ஏற்படுத்தும். அப்படிச் செய்யும்போது இடுப்பு மற்றும் பின்புறம் ஆகியவற்றிலிருக்கும் கொழுப்பு ஓரளவு கரையும்.

வைப்ரேஷன் பிளேட் என்பது தட்டையான தட்டு ஒன்றைப்போல் இருக்கும். இதன் மேல் நின்றுகொண்டோ அமர்ந்துகொண்டே உடலில் அதிர்வலைகளை ஏற்படுத்தலாம்.

கடினமான உடற்பயிற்சி செய்யாமலேயே உடலின் கொழுப்பைக் குறைக்க விரும்புபவர்கள் இந்த வகை பெல்டுகளைப் பயன்படுத்து கின்றனர். அதிர்வலைகள் உடலில் பரவும்போது தசைகள் விரிந்தும் சுருங்கியும் செயல்படுகின்றன. அதனால் தசைகளுக்கு வலிமை கூடுகிறது.

வாரத்தில் 3 அல்லது 4 முறை இந்தக் கருவியைப் பயன்படுத்தலாம். ஒவ்வொரு முறையும் 15 முதல் 30 நிமிடங்கள் வரை பயிற்சி மேற் கொள்ளலாம். இதன் மூலம் எடைக் குறைப்பு, கொழுப்புக் கரைப்பு மற்றும் உடலின் வளைந்துகொடுக்கும் தன்மை அதிகரிப்பு, சீரான ரத்த ஓட்டம் ஆகிய நன்மைகள் கிடைக்கும். பத்து நிமிடங்களில் 190 கலோரிகள் வரை எரிக்கக்கூடும். மன அழுத்தத்தை உருவாக்கும் கார்டிஸால் என்ற ஹார்மோன் சுரப்பைக் குறைக்கும்.

சிலருக்கு இந்த பெல்டைப் பயன்படுத்துவதால் தோலில் அரிப்பு, கொப்புளங்கள் மற்றும் கட்டிகள் ஏற்படும் வாய்ப்புண்டு. அவர்கள இதன் பயன்பாட்டைத் தவிர்க்க வேண்டும். இதய நோய் உள்ளவர்கள் இந்தக் கருவியைப் பயன்படுத்தக்கூடாது.

❐

25
ட்ராம்போலின் (Trampoline)

ட்ராம்போலின் என்பது இறுக்கமான, உறுதியான துணியைக் குறிக்கும். இது இரும்புச் சட்டங்களுக்கிடையில் இழுத்துக் கட்டப் பட்டிருக்கும். சட்டங்களுக்கடியில் சுருள் வடிவில் ஸ்பிரிங்குகள் பொருத்தப்பட்டிருக்கும். சில ட்ராம்போலின்களில் ஸ்பிரிங்கு களுக்குப் பதிலாகக் கண்ணாடி இழைகள் பொதிந்த பிளாஸ்டிக் தண்டுகள் பயன்படுத்தப்பட்டிருக்கும். மேலே இருந்து துணியில் ஒருவர் குதிக்குக்கும்போது, ஸ்பிரிங் விசையின் காரணமாக அவரால் அந்தரத்தில் சில தூரம் உயரத்தில் எழும்ப முடியும். இந்த ட்ராம்போலினில் எழும்பி, உடலைப் பல கோணங்களிலும் திருப்பி சாகசங்களை ட்ராம்போலின் வீரர்கள் நிகழ்த்துவார்கள்.

இவை பொழுதுபோக்குக்காக ஆரம்பத்தில் பயன்படவில்லை. பயிற்சியளிக்கும் கருவிகளாகவே செயல்பட்டன.

பல நூற்றாண்டுகளுக்கு முன்பிருந்தே இவை பயன்பாட்டில் இருந்து வருகின்றன. சொல்லப்போனால் ட்ராம்போலினின் முதல் உபயோகம் ஆயிரக்கணக்கான ஆண்டுகளுக்கு முன்பே புழக்கத்தில் இருந்திருக்கிறது.

சீனா, எகிப்து மற்றும் ஈரான் நாட்டுப் பண்டைக் கால ஓவியங்களில் இவை போன்ற கருவிகள் உள்ளன. இவை பண்டிகைகள், மத விழாக்கள் போன்றவற்றில் பயன்படுத்தப்பட்டிருக்கலாம் என அறிஞர்கள் கருதுகின்றனர்.

பின்னர் அலாஸ்கா பகுதியில் பூர்வகுடிகளான இனுய்ட் (Inuit) மக்களால் விளையாட்டுக் கருவியாகப் பயன்பட்டிருக்கிறது. அப்போது ட்ராம்ப்போலினில் துணிக்குப் பதிலாக வால்ரஸ் என்ற மிருகத்தின் தோல் பயன்பட்டிருக்கிறது. தோல் பரப்பின் மையத்தில் ஆள் ஒருவர் உட்கார்ந்து கொள்வார். தோலின் வெளிப்புற நுனிப் பகுதிகளைப் பலரும் இழுத்துப் பிடித்துக் கொண்டிருப்பார்கள். திடீரெனப் பிடியைத் தளர்த்தும்போது உட்கார்ந்திருப்பவர் உயரத்துக்கு எழும்பிக் கீழிறங்குவார். பொழுதுபோக்குக்காக மட்டும் அல்லாமல் தொலைதூரத்தில் இருக்கும் மிருகங்களின் நட மாட்டத்தைப் பாதுகாப்பான தூரத்தில் இருந்து கண்காணிக்கவும் இது பயன்பட்டிருக்கிறது.

பிற்காலத்தில் ட்ராம்போலினின் முன்மாதிரிகளை வடிவமைத்தவராக ஃபிரஞ்சுக் கலைஞரான டு ட்ராம்போலின் (Du Trampolin) என்பவர் கருதப்படுகிறார். அவரை கௌரவிக்கும் வகையில் இந்தக் கருவிக்கு அவரது பெயரையே சூட்டியிருக்கிறார்கள்.

தற்போது நாம் காணும் ட்ராம்போலின்கள் *20ஆம் நூற்றாண்டு வரை உருவாக்கப்படவில்லை. 1935ஆம் ஆண்டு ஜார்ஜ் நிஸ்ஸென் மற்றும் லாரி க்ரிஸ்வோல்ட்* (George Nissen and Larry Griswold) ஆகிய இருவரும் நவீனமான முதல் ட்ராம்போலினை வடிவமைத்திருக்கிறார்கள்.

சர்க்கஸ் வீரர்கள் ட்ரபீஸ் (trapeze) விளையாட்டுகளின்போது பாதுகாப்புக்காகப் பயன்படுத்தும் வலைகள் இவர்களது கண்டு பிடிப்புக்கு முன்னோடியாக விளங்கியிருக்கின்றன. இதற்காக இவர்கள் இரும்புச் சட்டங்கள், கேன்வாஸ் துணியாலான மெத்தை மற்றும் ரப்பர் ஸ்பிரிங்குகளைப் பயன்படுத்தினார்கள்.

ட்ராம்போலின் கருவியில் குழந்தைகள் குதித்து, மேலெழும்பிக் கீழே வந்து விளையாட விரும்பிப் பங்கேற்றார்கள்.

இரண்டாம் உலகப் போரில் விமான ஓட்டிகளுக்குப் பயிற்சி யளிக்கவும் ட்ராம்போலின் பயன்பட்டிருக்கிறது. போர் வீரர்களின் மனம் மற்றும் உடல் வலிமை அதிகரிக்க இந்தக் கருவிகள் உதவும் எனக் கருதப்பட்டது.

விண்வெளிவீரகளுக்கு நாஸாவில் தொடர்ந்து ட்ராம்போலின் பயிற்சி அளிக்கப்படுகிறது.

தகுந்த பயிற்சியாளரின் உதவியுடன்தான் ட்ராம்போலின் பயிற்சி களை மேற்கொள்ள வேண்டும் என்பதை நினைவில் வையுங்கள்.

◻

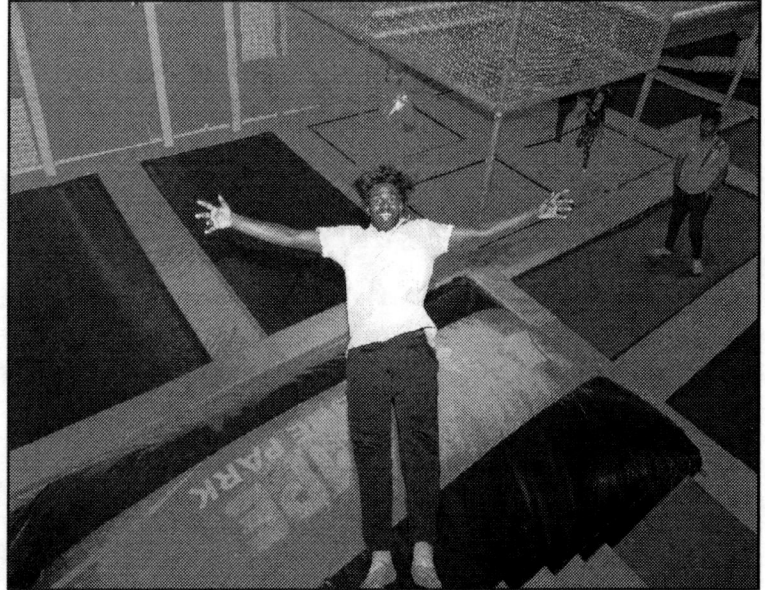

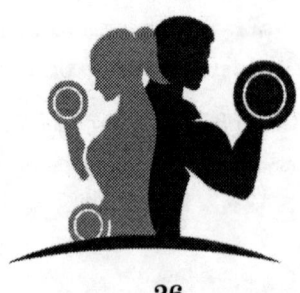

26
பெக் ஃப்ளை (Pec Fly)

உடலின் மேற்பகுதித் தசைகளுக்கு - குறிப்பாக மார்பு மற்றும் தோள் ஆகியனவற்றுக்கு - வலிமை சேர்க்க உதவும் ஓர் உடற்பயிற்சிக் கருவிதான், 'பெக் ஃப்ளை'. இதற்கு மெஷின் ஃப்ளை, பெக் டெக், சீட்டட் லீவர் ஃப்ளை என்ற வேறு பெயர்களும் உண்டு.

உங்களது மார்பின் முற்பகுதில் இரண்டு ஜோடி தசைகள் இருக்கின்றன. பெக்டோரல் மேஜர் மற்றும் பெக்டோரல் மைனர் என்பது அவற்றின் பெயர். அவைகளை உறுதியாக்குவதால்தான் இந்தக் கருவிக்கு பெக் ஃப்ளை என்று பெயர் ஏற்பட்டது.

உடற்பயிற்சியின் ஆரம்ப நிலையில் இருப்பவர்களுக்கும் தங்களது மார்புத் தசைகளை உறுதியாக்க விரும்புபவர்களுக்கும் ஏற்ற கருவி இது. சிலருக்குத் தொடர்ந்து நிற்பதில் பிரச்சனை அல்லது கால்வலி போன்றன இருக்குமல்லவா? அவர்களுக்கும் ஏற்றது இது. உட்கார்ந்துகொண்டே பயிற்சியை மேற்கொள்ளலாம்.

இந்தக் கருவியில் உட்காருவதற்கு இருக்கும் ஆசனத்தின் உயரத்தைக் கூட்டவோ குறைக்கவோ முடியும்.

❖ பயிற்சியாளர்கள், கைப்பிடிகளைத் தங்களின் மார்பு உயர அளவில் இருக்கும்படி அமைத்துக் கொண்டு, தங்களுக்கு வசதியான உயரத்தில் அமரலாம்.

❖ கால்கள் வசதியாகத் தரைமீது இருக்க வேண்டும். முதுகுக்குப் பின்னால் இருக்கும் அமைப்பில் உங்கள் முதுகு வசதியாகச் சாயும் நிலையில் இருப்பது நல்லது.

❖ கைப்பிடிகளை இரு கரங்களிலும் பிடித்துக் கொண்டு விரித்தும் சுருக்கியும் இந்தக் கருவியை இயக்கலாம். அப்படி விரிக்கும் போது உங்கள் மணிக்கட்டு, முழங்கை ஆகியன உங்களின் தோளுக்கு சம மட்டத்தில் இருப்பது அவசியம்.

❖ உங்கள் தோள்கள் மார்புக்கு முன்பாக இருக்க வேண்டுமே தவிரப் பின்பக்கம் போகக்கூடாது.

❖ ஒரு பட்டாம்பூச்சி சிறகை விரித்து மூடுவதைப் போலக் கைப்பிடிகளை இயக்க வேண்டும்.

ஆரம்பத்தில் ஒரு தடவையில் 7 முதல் 10 முறை வரை இப்படி இயக்க வேண்டும். சற்று இடைவெளி விட்டு அடுத்த தடவை இதே போலச் செய்ய வேண்டும்.

காலக் கிரமத்தில் கூடுதல் தடவைகள் செய்யலாம். இரு கரங்களும் உங்கள் மார்பு முன் கூப்பிய நிலைக்கு வரும்போது ஒரு வினாடி தாமதித்து மீண்டும் இயங்குங்கள்.

உடலைக் கட்டுக்கோப்பாக வைத்திருக்கவும், எலும்புகளை வலுவாக்கவும் இது உதவுகிறது; வளர்சிதை மாற்றத்தைச் சீராக்கு கிறது.

இந்தப் பயிற்சியைச் செய்யும்போது கால்களை உந்தி, பலம் சேர்த்துக் கைப்பிடிகளை விரித்துச் சுருக்கக்கூடாது. இது கால்களுக் கான பயிற்சி அல்ல என்பதையும் மார்பு மற்றும் தோள்களுக்கான பயிற்சி என்பதையும் மறந்து விடாதீர்கள்.

எக்காரணத்தைக் கொண்டும் உட்கார்ந்திருக்கும்போது முன்னோக்கி வளைந்து பயிற்சியை மேற்கொள்ளல் ஆகாது. முதுகு பின்னால் இருக்கும் சாய்மானத்தில் படிந்தே இருக்க வேண்டும்.

நிதானமாகக் கைப்பிடிகளைப் பயன்படுத்தி விரித்து, சுருக்க வேண்டுமே தவிர வேக வேகமாகச் செய்யக்கூடாது.

❐

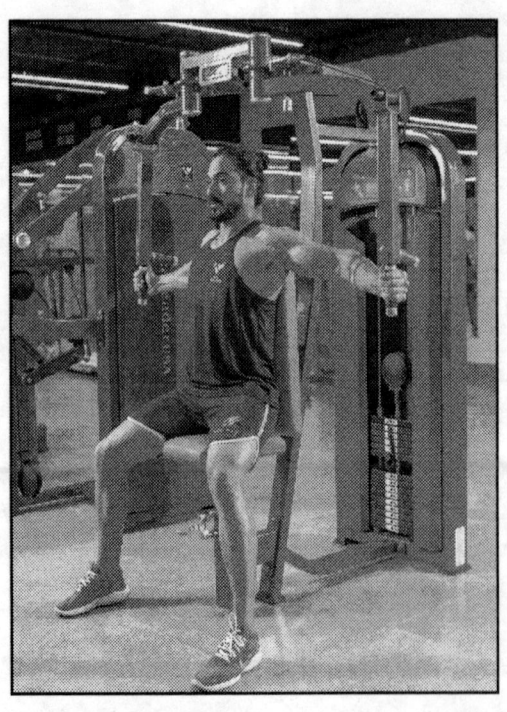

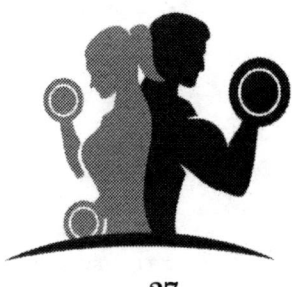

27

கர்லாக் கட்டை (Mudgar)

குறுகலான கைப்பிடிகளுடன் கூடிய கனமான எடை கொண்ட மரக்கட்டைகளுக்கு 'கர்லாக் கட்டைகள்' என்று பெயர்.

ஏறக்குறைய இவை ஒரு பாட்டில் வடிவத்தில் இருக்கும். இவற்றைத் தலைக்கு மேலேயும், உடலைச் சுற்றியும் பல விதக் கோணங்களில் உடற்பயிற்சி செய்பவர்கள் சுழற்றுவார்கள்.

ஆங்கிலத்தில் இதை கிலப் ஸ்விங் (Club Swing) என்பார்கள். இதற்கு ஜோரி மற்றும் மக்டர் என்றும் பெயர்கள் உண்டு. சிலம்பப் பயிற்சிக்கு முன்னோடியாகவும் இது விளங்கியிருக்கிறது.

இந்தப் பயிற்சியின் மூலம் கிடைக்கும் நன்மைகள் :

- மூட்டுகளின் இயக்கம் சீராகும்
- தோள் பட்டை தசைகள் வலிமையடையும்
- உடல் அசைவுகளின் ஒத்திசைவு கூடும்

❖ முழங்கை மற்றும் மணிக்கட்டுகளின் நெகிழ்வுத் தன்மை அதிகரிக்கும்

❖ நரம்பு மண்டலமும் வலுப்பெறும்.

கோவில் சிற்பங்கள் மற்றும் ஓவியங்கள் பலவற்றிலும் இந்தக் கலை செதுக்கப்பட்டிருக்கிறது.

பாரசீகத்தில் பயில்வான் (ஹீரோ) என்பவர்தான் வீரர்களுக்குத் தலைவனாக இருப்பவர். இன்றும்கூட நம்மிடையே பயில்வான் என்று புழக்கத்தில் இருக்கும் சொல் இதிலிருந்து வந்ததுதான்.

ஜூர்கானெஹ் (Zurkhaneh) என்றழைக்கப்பட்ட பயிற்சிக்கூடத்தில் கர்லாக்கட்டை சுழற்றும் கலையை அவர் வீரர்களுக்குப் போதிப்பார்.

பண்டைக் காலத்தில் பாரசீகத்திலும், தமிழகத்திலும் போர் வீரர்கள் பயிற்சி பெற, கர்லாக் கட்டைகளைச் சுழற்றி வந்தனர்.

1800களில் இந்தியாவுக்கு வருகை தந்த ஆங்கிலேயர்களால் இது பரவலாக்கப்பட்டது. அவர்கள் படைவீரர்களுக்கும், காவலர்களுக்கும் பயிற்சியளிப்பதற்காக இதைப் பயன்படுத்தினர்.

அமெரிக்காவில் 19ஆம் நூற்றாண்டில் இது அறிமுகப்படுத்தப்பட்டது. அமெரிக்கப் பள்ளிக்கூடங்களில் உடற்பயிற்சியளிப்பதில் இருந்து அமெரிக்க ராணுவம் வரை இதைப் பயன்படுத்த ஆரம்பித்தார்கள்.

1904 மற்றும் 1932 ஆகிய இரு ஆண்டுகளில் ஒலிம்பிக் போட்டிகளிலும் இது இடம் பெற்றிருக்கிறது.

20ஆம் நூற்றாண்டில் பயிற்சி மற்றும் உடற்கல்வியில் இதன் பயன்பாடு குறையத் தொடங்கியது.

ஆரம்ப காலத்தில், கடும் உடற்பயிற்சியால் ஏற்படும் அலுப்பை நீக்கும் ஒரு முறையாகவே (ஃபிசியோதெரபி போல) பயன்பட்டது.

தற்போது குழந்தைகள் முதல் பெரியவர்கள் வரை, தடகள வீரர்கள் முதல் அலுவலகம் செல்பவர்கள் வரை பலரும் இந்தப் பயிற்சியை மேற்கொள்கின்றனர்.

கராத்தே பயில்பவர்களும் தங்களுடைய ச்சி இஷி (Chi ishi) என்னும் பயிற்சிக்கு இதை முன்னுதாரணமாகச் சொல்வார்கள்.

❒

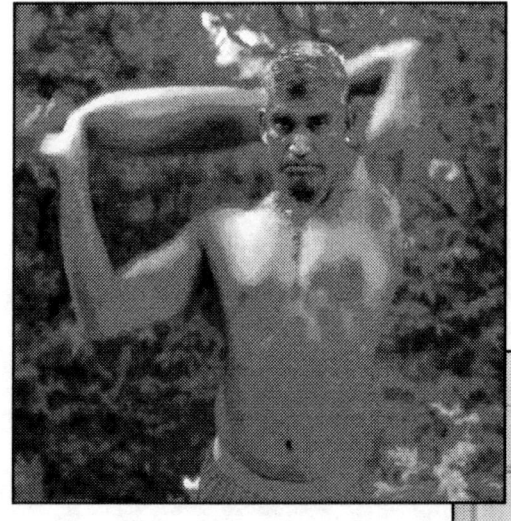

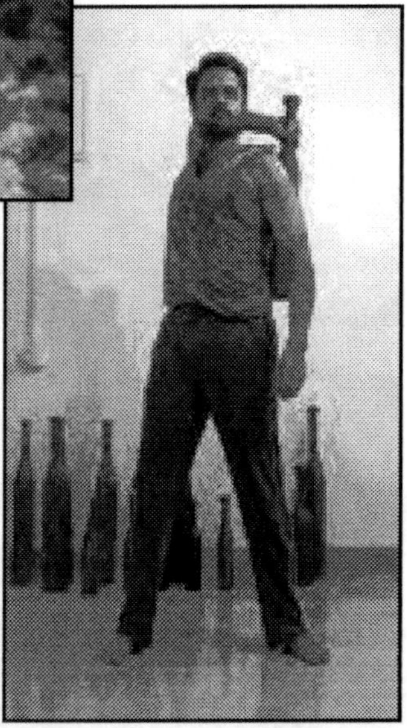

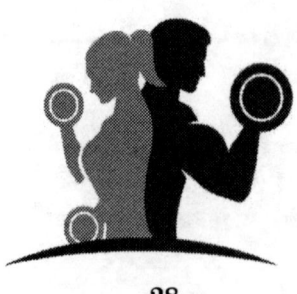

28
கிளைம்ப் மில் (Climb mill)

இதுவும் ட்ரட் மில் கருவியைப் போன்றதுதான். ட்ரட் மில் கருவியில் இருக்கும் நடைமேடை உருளைகளால் நகரும்; அதன் மீது நிற்கும் நாம் இருபுறமும் இருக்கும் கைப்பிடிகளைப் பிடித்தவாறே கால்களை எட்டி வைப்போம். நம் உடம்பு ஒரே இடத்தில் இருந்தாலும் கால்களுக்கு நடக்கும் போது உள்ள நன்மைகள் அனைத்தும் கிடைக்கும்.

கிளைம்ப் மில் கருவியில் சாய்வான கோணத்தில் ஏணிப் படிகள் சுழலும். நாம் படிகளில் ஏறுவது போலக் கால்களை மாற்றி மாற்றி அடுத்தடுத்த படிக்கட்டுகளில் வைக்க வேண்டும். உடம்பு ஒரே இடத்தில் இருந்தாலும் நிஜப் படிக்கட்டுகளில் ஏறும்போது எரிக்கப் படும் கலோரிகள் இந்தப் பயிற்சியிலும் எரிக்கப்படும்.

ஓர் அறைக்குள்ளே இருந்துகொண்டு மேற்கொள்ளலாம் என்பது இந்தப் பயிற்சியின் சிறப்பம்சம்.

மின்சாரத்தால் இயங்குவது இது. படிக்கட்டுகள் சுழலும் வேகத்தை அதிகரிக்கவோ குறைக்கவோ முடியும்.

நாம் பயிற்சி மேற்கொண்ட நேரம், எரித்த கலோரிகள் போன்ற வற்றைத் துல்லியமாகக் கருவியில் இணைக்கப்பட்டுள்ள டிஜிட்டல் திரையில் நாம் பார்க்கலாம். இசையைக் கேட்டுக்கொண்டே பயிற்சி மேற்கொள்ளவும் கருவியிலேயே சிறப்பு வசதிகள் உண்டு.

சுவாசப் பயிற்சியளிக்கவும் கால் தசைகளுக்கு வலிமையளிக்கவும் கிளைம்ப் மில் கருவி பயனாகிறது.

❐

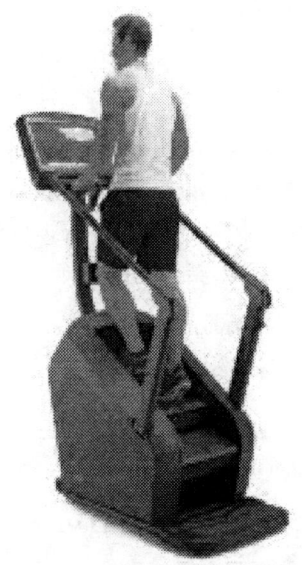

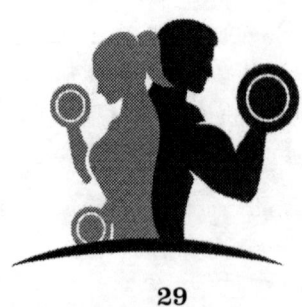

29

பிட்னெஸ் பேண்ட் அல்லது ஆக்டிவிடி ட்ராக்கர்

உடற்பயிற்சி மற்றும் நடைப்பயிற்சி மேற்கொள்பவர்கள், அந்தச் சமயத்தில் தாங்கள் செலவழித்த கலோரிகள், தங்களது இதயத் துடிப்பின் வேகம், நடந்த அல்லது ஓடிய தூரம் போன்றனவற்றை உடனுக்குடன் தெரிந்து கொள்ள உதவும் கருவிதான் ஃபிட்னெஸ் பேண்ட்.

ஏறக்குறைய ஒரு கைக்கடிகாரத்தைப் போலத்தான் இது இருக்கும். இதை கைக்கடிகாரம் கட்டுவதைப் போலவே நமது மணிக்கட்டில் கட்டிக் கொள்ள வேண்டும். நாம் அணிந்து கொள்ளக்கூடிய சிறு கணிப்பொறி என்றும் இதைச் சொல்லலாம்.

நமது உடல்நிலை பற்றிய தகவல்களைப் பதிந்து வைத்துக் கொள்ளவும் இதில் வசதி உண்டு.

நாம் உறங்கும்போதும் இதை அணிந்து கொண்டால் நமது தூக்கத்தின் அளவு மற்றும் தரம் ஆகியனவும் பதிவாகும்.

இவை தற்போது பரவலாகப் பயன்பாட்டில் உள்ளன. இவற்றின் விலையும் அதிகம் அல்ல.

உடற்பயிற்சி செய்யும்போது நமது உடலின் செயல்பாடுகளைத் துல்லியமாக உணர்ந்து கொள்ள முடியும்; இவை எடை குறைந்தன; எளிதில் இயக்கப்படக் கூடியன. சிலவற்றைத் தொடுதிரை மூலமும் செயல்படுத்தலாம்.

❖ தப்படி அளவை (Steps) : நாம் அன்றாடம் நடக்கும் தப்படிகள் எத்தனை என்பதை இது காட்டும்.

❖ இதயத் துடிப்பு : சற்றே விலையுயர்ந்த ரகங்கள் உடற்பயிற்சியின் போதும் இளைப்பாறும்போதும் நமது இதயத் துடிப்பின் அளவைக் காண்பிக்கும்.

❖ செயல்பாட்டு வகைகள் : பலவிதமான உடற்பயிற்சிகளின் போதும் உடற்செயல்பாடுகளைக் குறித்து வைத்து நமக்குத் தெரிவிக்கும்.

❖ வாட்டர் ப்ரூஃப் : பல ஃபிட்னெஸ் பேண்ட்கள் மீது நீர் தெறித்தால் பழுதாகாது. ஆனால் நீச்சலடிக்கும்போது அணிந்து கொள்ளும் ஃபிட்னெஸ் பேண்ட், நீரால் முழுமையாக பாதிக்கப்படாததாக இருக்க வேண்டும்.

❖ தூக்கத்தின் அளவு : நம்முடைய தூக்கம் சீரானதாக இருக்கிறதா அல்லது அடிக்கடி இடையூறுக்கு ஆளாகிறதா, ஆழ்ந்த உறக்கம் இருக்கிறதா தூக்கத்தின் தரம் எப்படி இருக்கிறது என்பதை யெல்லாம் இது பதிவு செய்யும்.

❖ தகவல் தெரிவித்தல் : ஸ்மார்ட் ஃபோனுடன் இணைக்கப்பட்ட சில ஃபிட்னெஸ் பேண்ட்களை அணிந்திருக்கும்போது, நமக்கு ஏதேனும் குறுஞ்செய்திகள் வந்தால் காண்பித்துக் கொடுக்கும்.

❖ புளூடூத் : இதை அணிந்து உடற்பயிற்சி செய்யும்போது ஸ்மார்ட் ஃபோனில் நமக்கு வரும் அலைபேசி அழைப்புகளை ஏற்கலாம் அல்லது தவிர்க்கலாம்.

❖ இலக்குகளைக் கண்காணித்தல் : உரிய செயலி ஒன்றை நிறுவு வதன் மூலம் நம்முடைய அன்றாட உடற்பயிற்சி இலக்குகளை அமைத்துக் கொள்ளவும் கண்காணிக்கவும் முடியும்.

- ❖ பேட்டரியின் ஆயுள் : ஃபிட்னெஸ் பேண்ட்களில் பொருத்தப் பட்டிருக்கும் பேட்டரிகள் பல நாட்கள் தொடர்ந்து உழைக்கக் கூடியன. தினசரி சார்ஜ் ஏற்றத் தேவையில்லை.
- ❖ தேவைப்பட்ட இசையைத் தேவைப்பட்ட ஒலி அளவில் கேட்டுக் கொண்டே உடற்பயிற்சி செய்யலாம்.

◻

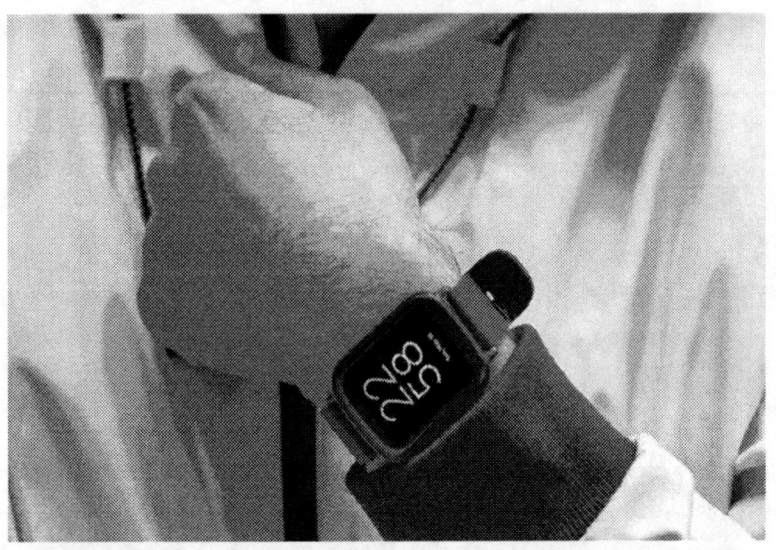

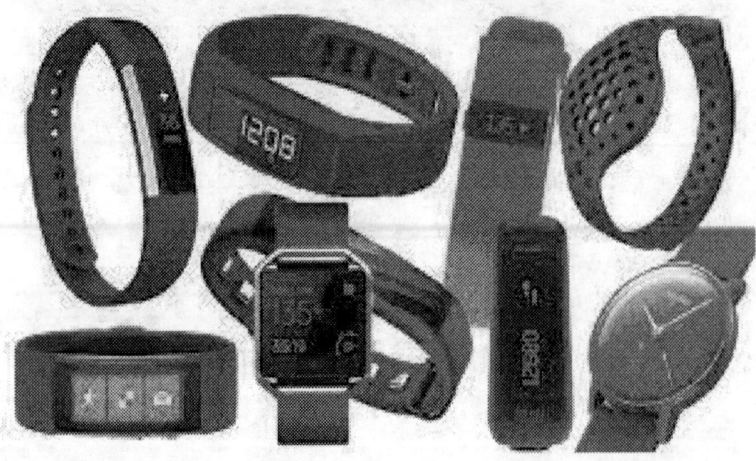

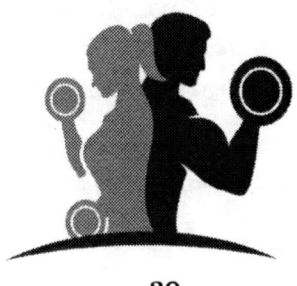

30
ஃபிட்னெஸ் ட்ராக்கரும் ஸ்மார்ட் வாட்சும்

இப்போதெல்லாம் பலரும் தங்கள் கைகளின் மணிக்கட்டில் கடிகாரம் போன்றதொரு பொருளைக் கட்டியிருப்பதைப் பார்த்திருப்பீர்கள்தானே? கூர்ந்து நோக்கினால் அது சாதாரண கைக் கடிகாரம் அல்ல என்பதை அறியலாம்.

தாங்கள் நடந்த தூரம், எரித்த கலோரிகள், உடலின் ரத்த அழுத்தம், இதயத்துடிப்பு, இவற்றையெல்லாம் அறிந்து கொள்ள உதவும் கருவிகள்தான் அவை.

இந்த வகைக் கருவிகள் பொதுவாக இரண்டு வகைப்படும். ஒன்று, ஃபிட்னெஸ் ட்ராக்கர்; இன்னொன்று ஸ்மார்ட் வாட்ச்.

இவை இரண்டிலுமே மேற்சொன்ன செயல்பாடுகளை அறிந்து கொள்ள இயலும். ஆனால் ஸ்மார்ட் வாட்சை விட ஃபிட்னெஸ் ட்ராக்கர் கருவி எளிமையானது. ஆனால் அது அளிப்பதைவிட ஸ்மார்ட் வாட்சில் கூடுதலாக இன்னும் சில விவரங்களை அறியலாம்.

கூடுதல் செயலிகள் கொண்டது. உதாரணமாக ரத்தத்தில் இருக்கும் ஆக்ஸிஜன் அளவை ஸ்மார்ட் வாட்ச் காண்பிக்கும். ஜிபிஎஸ் வசதி, ஈசிஜி போன்றவற்றையும் அறிந்து கொள்ளலாம்.

கலர் டச் ஸ்க்ரீனும் உண்டு. இசையும் கேட்கலாம்; செல்ஃபோன் வசதியும் உண்டு; ப்ளூடூத் சௌகரியமும் இருக்கும்.

ஸ்மார்ட் வாட்சின் விலையும் ஃபிட்னெஸ் ட்ராக்கரை விட அதிகம்.

❏

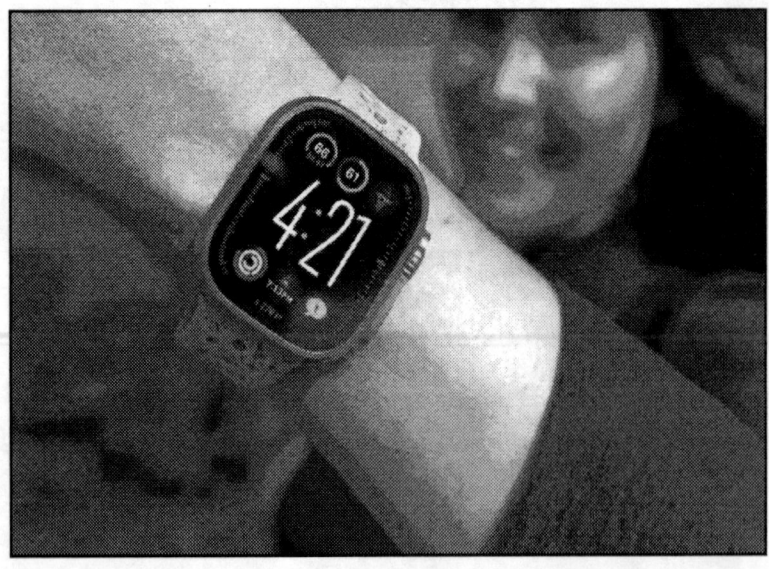

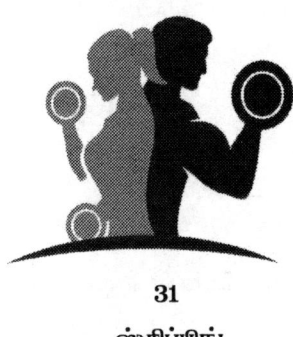

31

ஸ்கிப்பிங்

கயிறு ஒன்றின் இரு முனைகளையும் இரண்டு கைகளிலும் பிடித்துக் கொண்டு தங்களின் தலைக்கு மேல் அதைச் சுழற்றி, கால்களுக்கு முன்னர் தரையில் அது படிவதற்குள் அதைத் தாண்டிக் குதித்து மீண்டும் மீண்டும் கயிற்றைச் சுழற்றியும் தாண்டிக் குதித்தும் நிகழ்த்தும் உடற்பயிற்சிதான் ‘ஸ்கிப்பிங்’.

மேலே விவரிக்கப்பட்டிருப்பது அடிப்படைப் பயிற்சி. ஒரு தடவை குதிக்கும்போதே இரு முறை காலுக்குக் கீழே கயிற்றைச் சுழலச் செய்வதை ‘டபுள் அண்டர்’ என்பார்கள்.

அதி தீவிர இடைவேளைப் பயிற்சி (High-Intensity Interval Training - HIIT) என்பது குறுகிய நேரத்தில் மிக வேகமாக ஸ்கிப்பிங் செய்து விட்டு அதைத் தொடர்ந்து கொஞ்ச நேரம் ஓய்வெடுத்துக் கொண்டு மீண்டும் வேகமாக ஸ்கிப்பிங் செய்யும்முறை.

ஸ்கிப்பிங்குக்கு ஜம்ப் ரோப்பிங் என்ற இன்னொரு பெயரும் உண்டு.

கி.மு.1600களிலேயே எகிப்தியர்களின் கலை வடிவங்களில் ஸ்கிப்பிங் இடம் பெற்றுள்ளது. பண்டைக் கால கிரேக்கர்களும்

ரோமானியர்களும் 'ஸல்டாஷியோ' என்ற பெயரில் ஸ்கிப்பிங் பயிற்சியை மேற்கொண்டிருக்கிறார்கள். அவர்களுக்கு இது வெறும் உடற்பயிற்சி மட்டும் அல்ல! சிறந்த பொழுதுபோக்கு சாதனமும் கூட!

மத்திய காலங்களில் கயிறுகளைத் தாண்டிக் குதித்தபடியே ஆடும் நடனங்கள் ஐரோப்பாவில் மிகப் பிரபலம்.

தற்காப்புக் கலை கற்கும் வீரர்களுக்கு ஸ்கிப்பிங்கையும் இந்தியா, சீனா மற்றும் ஜப்பான் நாடுகளில் பயிற்றுவித்தார்கள்.

19ஆம் நூற்றாண்டில் அமெரிக்காவில் மிக வேகமாகப் பரவிய ஸ்கிப்பிங், பல மாணாக்கருக்கும் விருப்பமான பொழுதுபோக்காகவே மாறிவிட்டது.

20ஆம் நூற்றாண்டில் கயிற்றின் இரு முனைகளிலும் விதவிதமான கைப்பிடிகளைக் கோர்ப்பதும் நைலான் கயிறுகளின் உபயோகமும் புழக்கத்துக்கு வந்தன. 1970 முதல் ஸ்கிப்பிங்கில் போட்டிகளும் நடத்தப்படுகின்றன.

1988ஆம் ஆண்டில் தொடர்ச்சியாக ஸ்கிப்பிங் செய்து உலக சாதனை செய்தவர் அமெரிக்காவைச் சேர்ந்த ஆஷ்ரிதா ஃபர்மேன் என்பவர். இவர் மொத்தமாக ஸ்கிப்பிங்கின்போது குதித்த எண்ணிக்கை 33,333.

மற்ற பல உடற்பயிற்சிகளைப் போலவே ஸ்கிப்பிங் பயிற்சியை மேற்கொள்வதால் ரத்த ஓட்டத்தை சீராக்குதல், இதய நலன் காத்தல், எடைக் குறைப்பு, கை, கால், கண் ஆகியவற்றின் ஒத்திசைவான செயல்பாடு மேம்பாடு அடைதல், தசைகள் வலிமை பெறுதல், மன இறுக்கத்தைக் குறைத்தல், எலும்புகளின் அடர்த்தியை அதிகரித்தல் போன்ற நிறையப் பலன்கள் கிட்டும்.

இது சிகிச்சையிலும் பயனாகிறது. ஆட்டிஸம், அட்டென்ஷன் டெஃபிஸிட்/ஹைப்பர்ஆக்டிவிடி டிஸார்டர் (Attention Deficit / Hyperactivity Disorder-ADHD) போன்ற குறைபாடுகள் உள்ளவர்களுக்கு உறுப்புகள் ஒத்திசைவோடு செயல்படவும் கவனத்தை

ஒருமுகப்படுத்தவும், தன்னம்பிக்கையை வளர்க்கவும் மருத்துவர்கள் ஸ்கிப்பிங்கைப் பரிந்துரைக்கிறார்கள்.

செலவு மிகவும் குறைவு என்பதும் தேவைப்பட்ட இடங்களுக்கு எளிதில் எடுத்துச் செல்ல முடியும் என்பதும் ஸ்கிப்பிங்குக்கு உள்ள கூடுதல் அனுகூலங்கள்.

முதன் முதலில் ஸ்கிப்பிங் செய்ய ஆரம்பிப்பவர்கள் தொடக்கத்தில் குறைவான நேரம் மட்டும் பயிற்சியை மேற்கொண்டு, காலக் கிரமத்தில் நேரத்தை அதிகரிக்கலாம். தேர்ந்தெடுக்கப்படும் கயிறு உங்கள் உயரத்துக்குப் பொருத்தமானதாக இருப்பது மிகவும் முக்கியம்.

முறையான காலணிகளை அணிவது நல்லது. கடினமான கான்கிரீட் தரைகளில் இந்தப் பயிற்சியை மேற்கொள்வதால் காயங்கள் ஏற்படும் சாத்தியங்கள் உண்டு. கவனம் தேவை!

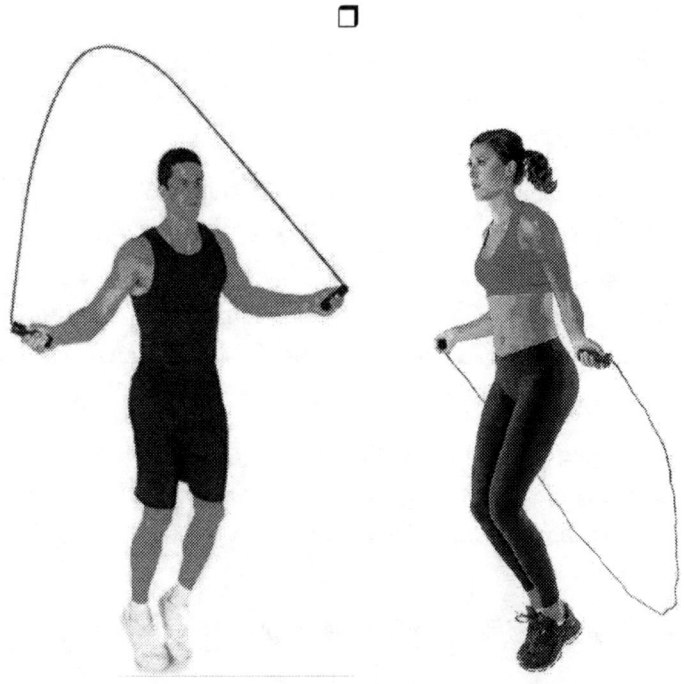

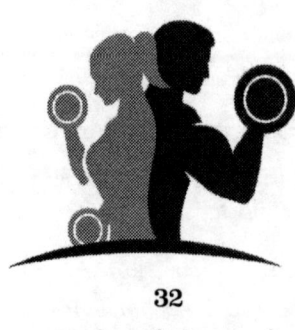

32
தண்டால் (Push up)

மிக எளிமையான உடற்பயிற்சிகளில் ஒன்றுதான் தண்டால். வீட்டில் இருந்தபடியே இதை மேற்கொள்ளலாம். கைகளைத் தரையில் ஊன்றிக் குனிந்து எழுவது மட்டுமே இந்த வகைப் பயிற்சியின் அடிப்படை.

முதலில் தரையில் கைகளையும் கால்களையும் விரித்து குப்புறப் படுக்கும் நிலையில் இருக்க வேண்டும்; அப்போது வயிற்றுத் தசைகள் உடல் எடையைத் தாங்கும்படி இருக்கட்டும். மெல்ல உடலைத் தாழ்த்தி நெஞ்சுப் பகுதி தரையில் படும் அளவுக்கு வரட்டும். கைகளும் கால்களும் தரையில் ஊன்றியபடி இருக்க, உடலை மேல் நோக்கி உயர்த்துங்கள்.

தோள் மற்றும் கணுக்கால் களின் மட்டத்துக்கு இணையாக, ஒரே நேர்கோட்டில் முதுகு இருப்பது அவசியம். இப்படி உடலைத் தாழ்த்தியும் உயர்த்தியும் செய்வதைத்தான் தண்டால் எடுப்பது என்பார்கள்.

தண்டால் எடுப்பதிலும் பல வகைகள் இருக்கின்றன.

ஸ்டேண்டர்ட் புஷ்-அப் : இந்த வகைதான் பொதுவாகப் பலரும் கையாள்வது. தோள்கள் இரண்டுக்கும் இடையே இருக்கும் நீளத்தின் அளவுக்கு இணையாயன தூரத்தில் இரு கைகளையும் தரையில் ஊன்றி தண்டால் எடுப்பார்கள்.

டயமண்ட் புஷ்-அப்: இதில் கைகளை ஊன்றும் இடைவெளி குறைந்து டயமண்ட் வடிவத்தில் உடல் இருக்கும்.

வைட் ஆர்ம் புஷ்-அப்: தோள்கள் இரண்டுக்கும் இடையே இருக்கும் நீளத்தைக் காட்டிலும் அதிகமான இடைவெளியில் இரு கைகளையும் ஊன்றி தண்டால் எடுக்கும் வகை இது.

டிக்ளைன் புஷ்-அப்: கால்கள் தரையில் பதிந்திருப்பதைக் காட்டிலும் தாழ்வாக உள்ள பகுதியில் கைகளை ஊன்றி மேற்கொள்ளும் தண்டால் பயிற்சி இதுவாகும்.

இன்கிளைன் புஷ்-அப்: கால்கள் தரையில் பதிந்திருப்பதைக் காட்டிலும் மேடாக உள்ள பகுதியில் கைகளை ஊன்றி தண்டால் மேற்கொள்ளப்படும்.

பாலிமெட்ரிக் புஷ்-அப்: இந்த வகையில் தண்டால்கள் அதிவேக மாக எடுக்கப்படும்.

இந்த தண்டால் பயிற்சியால் மார்பு, தோள்கள், கைகள், வயிறு, முதுகெலும்புக்குத் துணையாக இருக்கும் தசைகள் போன்றன மிக உறுதியாகும்.

கி.மு.400ஆம் ஆண்டில் இந்த வகைப் பயிற்சியை தண்டா என்று குறிப்பிட்டிருக்கிறார்கள். பண்டைக் கால கிரேக்கர்கள் இதை கிலிமேக்ஸ் என விவரித்திருக்கிறார்கள். ரோமர்கள் புகிலிஸம் என்றார்கள்.

கி.பி.500 முதல் 1500 வரையிலான காலகட்டத்தில் போர் வீரர்களின் முக்கியமான பயிற்சிகளில் ஒன்றாக இது விளங்கியது.

19ஆம் நூற்றாண்டில் இருந்து முக்கியமான ராணுவ உடற்பயிற்சி களில் தவிர்க்க முடியாத இடம் தண்டாலுக்குக் கிடைத்திருக்கிறது.

உடல் வலிமையின் அடையாளமாகப் பார்க்கப்படும் தண்டால் பற்றிய காட்சிகள் பல திரைப்படங்கள், தொலைக்காட்சி நிகழ்ச்சிகள், இசைக் காணொளிகள் ஆகியவற்றில் இடம் பிடித்திருக் கின்றன.

1956ஆம் ஆண்டில் அமெரிக்காவைச் சேர்ந்த சார்லஸ் லின்ஸ்டர் என்பவர் 10,507 தண்டால்களை 2 மணி 45 நிமிடங்களில் எடுத்து உலக சாதனை படைத்திருக்கிறார்.

டேனியல் ஸ்காலி என்ற ஆஸ்திரேலியா நாட்டுக்காரர் ஒரு மணி நேரத்தில் மிக அதிகமான தண்டால்களை (புஷ் அப்ஸ்) எடுத்து உலக சாதனையை நிகழ்த்தியிருக்கிறார். நவம்பர் 2022ல், ஒரு மணி நேரத்தில் இவர் எடுத்த தண்டால்களின் எண்ணிக்கை 3,249. இதற்கு முன்னர் ஆஸ்திரேலியாவைச் சேர்ந்த லூகாஸ் ஹெல்ம்கே என்பவர் எடுத்த சாதனையாக இருந்தது 3,206 மட்டுமே!

டேனியல் ஸ்காலிக்கு வயது 30. உடலைத் தகுதியாகவும் ஆரோக்கியத்துடனும் வைத்துக் கொள்ள வேண்டும் என்பதில் ஆர்வம் மிக்கவர். இதற்கு முன்னர் ஏப்ரல், 2022ல் 3,182 தண்டால் களை இவர் எடுத்திருந்தார்.

இவரது பன்னிரண்டாவது வயதில் ட்ராம்போலின் மேடையில் இருந்து கீழே விழுந்ததில் இடது தோள்பட்டையில் எலும்பு முறிவு ஏற்பட்டிருக்கிறது. அப்போதிலிருந்து தொடர்ச்சியாக இவருக்கு வலி இருந்து வந்திருக்கிறது. அதையும் தாங்கிக்கொண்டு அவர் இந்தச் சாதனையை நிகழ்த்தியிருக்கிறார்.

வலியில் இருந்து தற்காலிக நிவாரணம் பெறுவதற்காக இவர் எப்போதும் இடது தோள்பட்டையைச் சுற்றிக் கட்டுப் போட்டிருப் பார். தண்டால்கள் எடுக்கும்போது நிறையக் காற்றை உள்ளிழுத்து வெளியேற்றுவதன் மூலம் வலியைக் குறைக்கும் உத்தியை இவர் கடைப்பிடிப்பார்.

பிரபல உணவியலாளர் மற்றும் உடற்பயிற்சியாளருமான ஜிக்கயாசா குப்தா என்பவர், தண்டால் எடுப்பது பல தசைத் தொகுதிகளுக்கும் வலுசேர்க்கும் எனவும் உடலின் மேற்பகுதிக்குக் கூடுதல் வலிமை

கொடுக்கும் எனவும் சொல்கிறார். மேலும் இது இதயத்துக்கு உகந்தது. எந்த இடத்திலும் செய்ய ஏற்றது என்பதும் அவரது கருத்து.

இறுதியாக ஒன்று! 'உடம்பை வளர்த்தேன்; உயிர் வளர்த்தேனே!' என்ற திருமூலர் வாக்கை நினைவில் எப்போதும் நிறுத்துங்கள்;

தவறாமல் இயன்ற அளவு உடற்பயிற்சி செய்யுங்கள்; நலமோடு வாழ வாழ்த்துக்கள்!

◘

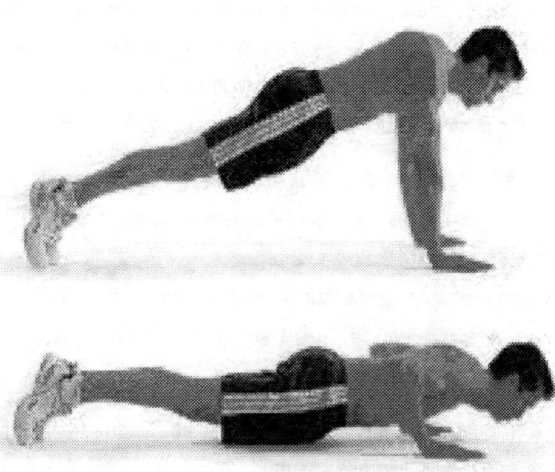

நூலாசிரியர் பற்றி...

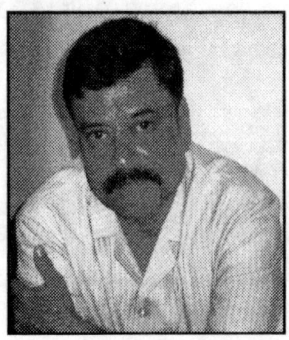

‘லதானந்த்’ என்ற புனைபெயரில் எழுதிவரும் இவரது இயற்பெயர் டி.ரத்தினசாமி. கோவையின் துடியலூரைச் சேர்ந்தவர். இவரது தந்தை ஆர்.திருஞானசம்பந்தம், கோவையில் இருந்து வெளியான, ‘வசந்தம்’ இதழின் ஆசிரியரும் உரிமையாளரும் ஆவார். கொங்கு வட்டார வழக்கில் புகழ்பெற்ற நாவல்களை எழுதிய ஆர்.ஷண்முகசுந்தரம் இவரது பெரியப்பா.

நூலாசிரியர் 35 ஆண்டுகள் தமிழக அரசுப் பணிபுரிந்தவர். ஆரம்பத்தில் தணிக்கைத் துறையில் பணியாற்றிய இவர் பின்னர் வனத் துறையில் பணியாற்றி, உதவி வனப் பாதுகாவலர் பதவியில் இருந்து ஓய்வு பெற்றவர். பணி ஓய்வுக்குப் பிறகு, ஆனந்த விகடன் குழுமத்தில் இருந்து வெளியான டாக்டர் விகடனில் பணியாற்றியிருக்கிறார். கல்கி குழும இதழான ‘கோகுலம்’ சிறுவர் இதழில் ஐந்தாண்டுகள் பொறுப்பாசிரியராகவும், கல்கி குழும ‘பரதன் பப்ளிகேஷனஸ்’ நிறுவனத்தின் பதிப்பாசிரியராகவும் பணியாற்றியிருக்கிறார்.

வனங்களில் வினோதங்கள், மெமரி பூஸ்டர், பிருந்தாவன் முதல் பிரயாகை வரை, புண்ணியம் தரும் புற்றுக் கோவில்கள், எனப்படுவது, வாங்க பழகலாம், சாதனைத் திலகங்கள், மாத்தி யோசிங்க பாஸ், வாழ்வியலின் உண்மைகள், நீலப்பசு, பெண்கள் அல்ல சாதனையாளர்கள், இவர்களைப் போல் நானும் மற்றும் ஸ்டார்ஸ் & சூப்பர் ஸ்டார்ஸ் ஆகிய தலைப்புகளில் எழுதப்பட்டிருக்கும் இவரது நூல்கள் குறிப்பிடத்தக்கன.

உடைந்த கண்ணாடிகள், பாம்பின் கண் – தமிழ் சினிமா ஓர் அறிமுகம் போன்ற நூல்களை மொழிபெயர்த்துள்ளார்.